Dr Charles LE GUICHAOUA
DE L'UNIVERSITÉ DE PARIS

DES VARIÉTÉS RARES DE LUXATIONS SPONTANÉES DANS LA COXALGIE

PARIS
Jules ROUSSET
36, Rue Serpente
1901

Dr Charles LE GUICHAOUA
DE L'UNIVERSITÉ DE PARIS

DES VARIÉTÉS RARES DE LUXATIONS SPONTANÉES DANS LA COXALGIE

PARIS
Jules ROUSSET
36, Rue Serpente
1901

A MON PÈRE ET A MA MÈRE

faible témoignage de reconnaissance et d'amour filial.

A MA SŒUR

A MES FRÈRES

A MES PARENTS ET AMIS

A MONSIEUR LE DOCTEUR DURET

professeur de Clinique chirurgicale à la Faculté libre de médecine de Lille
Ex-chirurgien des hôpitaux de Paris
Membre correspondant de l'Académie de médecine et de la Société de chirurgie.

A mon Président de Thèse

MONSIEUR LE PROFESSEUR LE DENTU

Professeur de clinique chirurgicale
Membre de l'Académie de médecine
Officier de la Légion d'honneur.

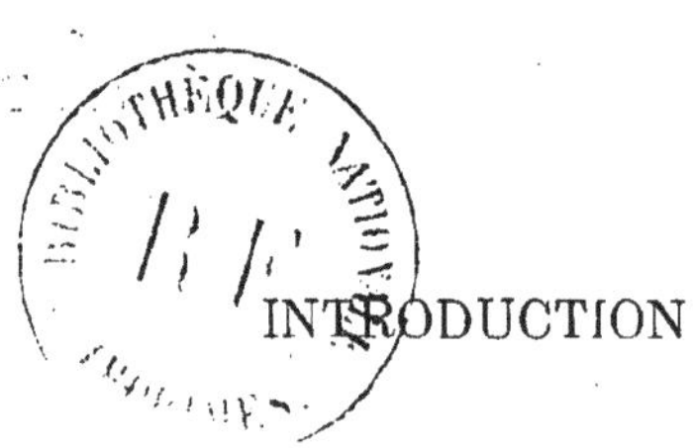

INTRODUCTION

Peu de sujets ont soulevé autant de discussions, suscité autant de théories que les luxations spontanées survenant dans le cours de la coxalgie. Commencée avec Hippocrate, leur histoire s'est chargée en route des noms de la plupart des célébrités chirurgicales. De nos jours mêmes quelques mémoires ont été consacrés à cette question et tout dernièrement, une communication de M. le docteur Kirmisson à l'Académie de médecine, ramenait l'attention sur les luxations soudaines au début de la coxalgie, qui depuis longtemps étaient passées sous silence. Malgré ce regain d'actualité, nous n'aurions probablement jamais pensé à faire de la luxation dans la coxalgie, le sujet de notre thèse inaugurale, si le hasard ne nous avait mis en face du cas intéressant dont nous rapportons l'histoire, et qui fut le point de départ de ce travail.

Au mois de juin dernier, M. le professeur Duret recevait dans son service une malade de 23 ans chez qui il porta le diagnostic de luxation ovalaire de la hanche survenue dans le cours d'une coxalgie.

Nous eûmes l'occasion de voir cette malade, d'assister aux examens et à l'intervention de notre maître. Le cas nous paraissant au moins rare, nous recherchâmes dans les auteurs quelle pouvait bien être la fréquence de ces faits. Puis étendant le champ de nos recherches à toutes les variétés rares de luxations spontanées dans le cours de la coxo-tuberculose, nous en avons fait le sujet de notre thèse.

Ce travail sera divisé en quatre chapitres. L'anatomie pathologique fera l'objet du premier chapitre. C'est le côté de la question qui a toujours le plus préoccupé les pathologistes ; et suivant les constatations faites, suivant l'interprétation donnée, ils en ont déduit des théories très diverses, que nous devrons au moins rappeler dans le cours de ce travail.

Nous y joindrons la classification des diverses variétés de luxations spontanées dans la coxo-tuberculose. L'étude de la pathogénie et du mécanisme de ces luxations suivra naturellement dans un deuxième chapitre.

Aussi brièvement que possible, nous exposerons dans un troisième chapitre les symptômes et le diagnostic suivant les variétés.

Nous nous étendrons davantage sur le pronostic et le traitement, questions toujours en discussion ; ce sera notre quatrième chapitre.

Arrivé aux termes de nos études, nous sommes heureux de pouvoir exprimer ici nos remerciements à M. le professeur Duret, dont nous avons suivi les substantielles leçons pendant deux ans. C'est dans son service que nous avons pris l'observation qui fut le point de départ de ce travail, et ses conseils nous en ont grandement facilité l'étude.

A tous nos autres maîtres de la Faculté libre, à nos maîtres dans les hôpitaux de Paris nous adressons l'expression de notre vive reconnaissance.

C'est aux savants enseignements de ces maîtres éminents que nous devons de pouvoir aborder la carrière médicale.

Nous sommes aussi heureux de pouvoir dire ici toute l'affection que nous gardons à notre oncle dévoué, M. l'abbé Faugon, qui fut notre premier professeur.

M. le professeur Le Dentu nous a fait l'insigne honneur d'accepter la présidence de cette thèse ; qu'il daigne agréer l'expression de notre profonde reconnaissance.

Enfin, nous n'oublierons pas notre ami S. Ledoux, interne des hôpitaux de Lille, dont nous avons mis à contribution l'amical concours.

CHAPITRE PREMIER

Anatomie pathologique.

Il y a deux choses à distinguer dans les lésions que l'on peut observer quand la tête du fémur est luxée : 1° les lésions qui précèdent et préparent la luxation ; 2° la nouvelle position qu'occupe la tête du fémur. Nous y joindrons un aperçu des modifications subies par les parties articulaires après la luxation. D'où les trois grandes divisions de ce chapitre.

§ I.

LÉSIONS PRÉPARANTES DE LA LUXATION

Ces lésions intéressent toutes les parties constituantes de l'articulation : extrémités articulaires, moyens d'union, muscles péri-articulaires ; nous les passerons successivement en revue.

Fémur.

Les lésions observées du côté du fémur sont des plus

variables. Dans les cas récemment publiés par M. Kirmisson, la radiographie ne permit d'y découvrir aucune altération appréciable, non plus d'ailleurs que du côté de la cavité cotyloïde. Bonnet était convaincu que l'on pourrait observer des luxations avec intégrité des os à la suite d'abcès froids, mais il n'en a pas vu d'exemple. Il s'agit dans ces cas de coxalgie au début. Dans certains cas, rares jusqu'à présent, on pourra trouver la tête du fémur luxée, normale au moins quant à sa forme et à son volume ; mais dans la majorité des cas de ce genre, si l'autopsie était faite et la tête débitée en tranches minces, on trouverait en un point variable, souvent au centre même de cette tête un foyer jaunâtre, caséeux, qui a été le point de départ des lésions synoviales et capsulaires.

Dans d'autres cas, et ce sont de beaucoup les plus fréquents, la tête du fémur est profondément modifiée dans sa forme et sa structure. Elle est diminuée de volume, contrairement à l'opinion de Rust, qui voulait faire du gonflement de la tête une des causes préparantes de la luxation. Quelquefois elle garde sa forme arrondie, plus souvent elle est aplatie, pouvant prendre d'ailleurs les aspects les plus bizarres ; dans un cas rapporté par M. Lannelongue, où il existait une luxation intra-pelvienne, elle s'était effilée en bec de corbin pour pénétrer dans le fond du cotyle. Le centre présente assez souvent une large et profonde ulcération.

Parfois le cartilage articulaire persiste encore dans certains points non comprimés, sous forme d'ilots irréguliers, très amincis, jaunâtres et ramollis ; plus souvent la tête est totalement dépourvue de son cartilage

L'os lui-même est profondément modifié dans sa structure par l'ostéite raréfiante. Des bourgeons fongueux sortent de tous côtés des canalicules de Havers dilatés ou des ulcérations superficielles que présente l'extrémité articulaire.

Dans les cas extrêmes, la tête a disparu plus ou moins complètement, quelquefois même sans qu'on puisse en trouver de traces : elle a été résorbée par les fongosités ; l'extrémité luxée n'est plus constituée que par le col plus ou moins arrondi.

Os iliaque.

Dans des cas rares, bien que la jointure soit profondément lésée, les bords de la cavité cotyloïde sont à peu près intacts, M. Lannelongue a cité un cas de ce genre.

Dans la très grande majorité des cas, la cavité cotyloïde est agrandie, et d'arrondie qu'elle était a pris une forme plus ou moins régulièrement ovale. Cet agrandissement excentrique est le résultat de l'ulcération compressive, comme l'appelle M. Lannelongue, qui se développe aux points de contact des extrémités articulaires. Par un traumatisme constant dont la contracture musculaire fait les frais, la tête du fémur se fraye un passage à travers le sourcil cotyloïdien ; sur les bords de cette perte de substance l'ostéite productive donne lieu à des formations osseuses qui surplombent l'ulcération; dans d'autres cas ce travail de réaction fait complètement défaut.

Le plus souvent, c'est la partie postéro-supérieure du sourcil cotyloïdien qui est détruite, mais tout dépend de l'attitude du membre. Dans quelques cas, et il s'agissait alors de luxations dans le trou obturateur, la cavité cotyloïde était agrandie aux dépens de sa circonférence antéro-inférieure ; dans d'autres (luxations supra-cotyloïdiennes) la lésion siège directement en haut. E. Blasius (1) a rapporté et figuré des cas de ce genre : le rebord supérieur du cotyle est éculé ; l'épine iliaque antérieure et inférieure, et l'éminence iléo-pectinée sont en partie détruites. Quelquefois, c'est le fond de l'acétabulum qui se perfore au point de laisser passer la tête dans le bassin.

Est-ce à dire que toutes ces lésions destructives soient le résultat de l'ulcération compressive ? Évidemment non. Dans nombre de cas, les foyers tuberculeux développés sur certains points hâtent la marche, la désorganisation, et c'est la lésion spécifique qui en s'étendant de proche en proche, détermine le sens dans lequel se fait l'agrandissement du cotyle. Dhourdin a appelé l'attention sur la coxalgie cotyloïdienne et a montré son début fréquent soit au niveau du rebord antéro-supérieur de la cavité cotyloïde, soit au niveau du point de jonction du cartilage en Y.

On observe d'ailleurs, au niveau de l'os iliaque les mêmes lésions d'ostéite raréfiante qu'au niveau de la

(1) E. Blasius. — *Arch. fur klinische chir.*, 1870-71, vol. XII.

tête du fémur : mêmes fongosités, mêmes ulcérations. Là encore le cartilage permanent a plus ou moins complètement disparu, profondément modifié dans les points où il subsiste encore.

Dans certains cas, on a noté au niveau du cotyle des lésions un peu spéciales. Dhourdin, (1) à l'autopsie d'un enfant qui, pendant la vie, avait la cuisse en abduction et rotation en dehors, a noté les altérations suivantes : la partie de l'os iliaque qui forme l'acétabulum était plus épaisse que d'habitude et paraissait atteinte d'ostéite raréfiante. Le tissu osseux plus friable à ce niveau, que de coutume, était plus développé surtout en bas. L'hypertrophie osseuse qui en résultait et qui siégeait surtout en bas de la cavité formait une petite tumeur de la grosseur d'un œuf de pigeon.

Cruveilhier dans un cas où il y avait luxation en haut et en dehors avait trouvé la cavité cotyloïde effacée par l'hypertrophie du fond de la cavité qui était de niveau avec la circonférence. Ce fond de la cavité cotyloïde avait trois centimètres d'épaisseur.

Mais ce sont là des faits exceptionnels : ce qu'on note le plus souvent c'est l'agrandissement excentrique de la cavité cotyloïde, qui peut se faire dans tous les sens, bien que dans la pluralité des cas, il se fasse aux dépens de la partie postéro-supérieure du sourcil.

(1) Dhourdin. — *Thèse*, Paris, 1883-84.

Altérations de la synoviale et de la capsule.

La synoviale est parfois encore reconnaissable, mais profondément modifiée. Elle est épaissie, violacée, hérissée de prolongements papilliformes, les uns rougeâtres (ce sont des bourgeons inflammatoires simples), les autres jaunâtres et caséeux, infiltrés de tubercules à des degrés variables d'évolution. Souvent la synoviale a complètement disparu, remplacée par ces fongosités.

La capsule très épaissie, fongueuse, est constituée en certains points par du tissu lardacé, ramollie sur d'autres points. Il n'est pas rare de trouver à sa surface des perforations de nombre et de siège variables qui font communiquer l'intérieur de l'articulation avec des abcès de voisinage.

Mêmes altérations du côté du ligament rond ; quelquefois simplement étiré comme dans l'observation de Portal, d'autres fois désinséré à l'une de ses extrémités, il a souvent disparu sans laisser de traces.

Quand il y a luxation, la capsule est-elle toujours déchirée ? Maisonneuve croyait le fait à peu près nécessaire. Des autopsies sont venues depuis démontrer le contraire.

Il y a pourtant une distinction à établir : dans les cas où le déplacement se fait progressivement, le travail ulcératif détruit les points d'insertion de la capsule, et en particulier du ligament de Bertin, mais les parties molles voisines sont là pour combler la brèche, et par leur intermédiaire, les ligaments vont prendre attache en dehors de l'ulcération. M. le professeur Lannelongue a rappelé ces faits dans ses leçons sur la coxo-tuberculose. Mais dans d'autres cas, où le déplacement se fait brusquement, sous l'influence d'un traumatisme, le plus souvent insignifiant, la capsule ramollie cède et livre passage à la tête fémorale : dans un cas de Gurlt où il y avait luxation directement en haut, la déchirure siégeait en haut et en arrière.

Pour beaucoup d'auteurs, ces derniers cas seuls mériteraient la dénomination de luxations; dans les autres, où il y a ulcération progressive, il s'agit de pseudo-luxations ou, comme on l'a dit encore, d'émigration de l'articulation.

Contenu de l'articulation.

La question de savoir s'il y avait de l'hydarthrose dans la coxalgie a été des plus débattues : c'était la clef de la théorie proposée par Parise pour expliquer la luxation spontanée. Dans certains cas, Paletta, Cloquet Brodie, Lesauvage ont trouvé un épanchement séreux dans des articulations coxo-fémorales atteintes de coxalgie. Parise lui-même, dans un cas où il y avait luxation, a noté un épanchement synovial : le malade mourut à une période peu avancée de la coxalgie.

Kœnig en Allemagne, Poulet en France ont depuis attiré l'attention sur l'hydarthrose tuberculeuse de la hanche.

La présence de liquide est un accident possible dans tous les cas, où il y a des lésions spécifiques de la synoviale, mais ces faits sont loin d'être la règle.

Certaines coxalgies, parcourent toute leur évolution, s'accompagnent même de luxations, sans qu'on trouve jamais de liquide dans l'articulation. Bœckel (1) a rapporté un cas où la tête du fémur avait complètement disparu, sans qu'il y ait eu trace de liquide dans l'article, ni dans le voisinage.

Ce qu'on trouve le plus souvent dans l'articulation soit à l'autopsie, soit au cours d'une résection, c'est un mélange de pus, de débris de cartilages, et de séquestres osseux; il s'agit alors de cas anciens.

Altérations des muscles.

Toute affection articulaire, aiguë ou chronique, retentit sur le système musculaire de la jointure affectée : ces faits sont bien connus. John Hunter attira le premier l'attention sur le processus atrophique qui envahit les muscles voisins de la jointure affectée. Roux, Bonnet, Verneuil avaient aussi attiré l'attention sur ces faits que mirent surtout en lumière les deux communications de Le Fort à la Société de Chirurgie en 1872 et 1876.

L'année suivante paraissait la thèse de M. Valtat qui avait expérimentalement reproduit cette amyotrophie. Ces expériences ont été reprises depuis par M. Moussous (2), puis par MM. Duplay et Cazin en 1891. A citer aussi une communication de M. Klippel à la Société anato-

(1) Bœckel. — Congrès franc. de Chirurgie, 1885, p. 491.
(2) Moussous. — *Thèse*, Bordeaux, 1885.

mique en 1887 et la thèse de M. Blocq (1) sur les contractures.

Les troubles musculaires consécutifs aux arthrites ne se bornent pas à l'atrophie ; on peut observer l'atrophie, la paralysie et la contracture, qui peuvent se montrer isolées ou ensemble. Le plus souvent, cependant, l'atrophie et la paralysie marchent de pair ; la contracture peut se montrer seule ou les accompagner.

L'amyotrophie est le phénomène le plus frappant et se développe rapidement, mais tous les muscles ne sont pas également affectés ; il est remarquable que l'atrophie a une prédilection marquée pour certains groupes musculaires; d'une façon générale, ce sont les extenseurs qui sont atteints ; pour la hanche, les fessiers.

Les paralysies affectent la même distribution que l'atrophie, et se montrent surtout sur les extenseurs.

L'atrophie et la maladie articulaire coïncident donc, on doit même les rattacher l'une à l'autre ; l'observation clinique et l'expérimentation le démontrent. Valtat, dans ses expériences sur des cobayes et des chiens, a toujours observé une atrophie marquée, prédominant sur les muscles qui affectaient avec l'articulation les rapports les plus étendus. Ces expériences ont été reprises depuis par Moussous (2) chez le lapin, puis plus récemment par MM. Duplay et Cazin en 1891.

La paralysie est le plus souvent incomplète, et d'une façon générale, il existe un rapport étroit entre l'impuissance motrice et l'intensité de l'atrophie.

(1) Blocq. — *Thèse*, Paris, 1888.
(2) Moussous. — *Thèse*. Bordeaux, 1885.

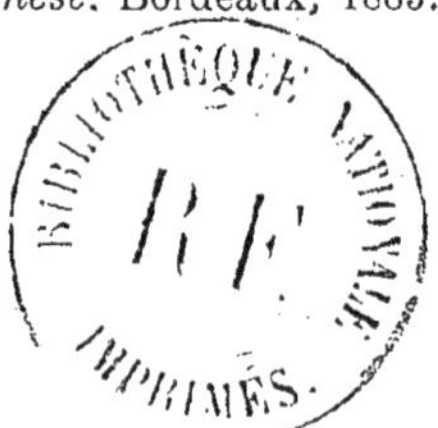

Dès que les muscles commencent à s'atrophier, l'électro-contractilité est diminuée, aussi bien pour les courants faradiques que pour les courants galvaniques. Il s'agit d'une modification quantitative et nullement qualitative; on n'observe là rien qui rappelle la réaction dite de dégénérescence, qui se montre lorsqu'un muscle s'atrophie par suite d'une lésion nerveuse portant soit sur le tronc du nerf, soit sur le centre médullaire.

L'examen histologique des muscles ainsi atteints a été fait par M. le professeur Lannelongue, puis par MM. Duplay et Cazin. Les fibres musculaires ont présenté constamment les caractères de l'atrophie simple sans processus irritatif: la double striation, s'observait nettement sur la majorité des faisceaux primitifs et dans aucune préparation, ils n'ont constaté de dégénérescence granuleuse du contenu strié. Dans un seul cas, MM. Duplay et Cazin ont noté une prolifération du tissu conjonctif interfasciculaire. M. le professeur Lannelongue avait lui aussi constaté ce développement anormal du tissu conjonctif.

La paralysie ou l'atrophie ne sont pas les seuls phénomènes observés : on voit aussi certains groupes musculaires entrer en contracture. Le premier degré de cette contracture est ce que Blocq appelle le spasme de défense qui consiste dans une contraction involontaire des muscles voisins de l'articulation, destinée à empêcher tout mouvement dans la jointure. Plus tard la contracture devient permanente.

Cette contracture atteint les muscles voisins de l'articulation, sans être systématisée au moins au début comme l'atrophie. Mais plus tard, quand l'atrophie a fait son œuvre, quand les extenseurs seront incapables de se contracter avec force, puisqu'atrophiés et parésiés, la contracture sera localisée sur les muscles antagonistes de ceux qui ont subi l'atrophie, sur les fléchisseurs.

A la longue, au voisinage d'une articulation chroniquement enflammée, d'autres phénomènes se produisent : les parties péri-articulaires s'épaississent, deviennent fibreuses, les insertions des muscles, et même leur corps charnu subissent ce que Charcot appelait la rétraction fibro-tendineuse, qui fixe les muscles contracturés dans l'état où ils se trouvent.

Ce serait trop nous éloigner de notre sujet que d'examiner les explications données de ces faits. En l'absence de lésions bien constatées du côté du système nerveux, c'est la théorie réflexe de Vulpian qui rend le mieux compte de ces phénomènes musculaires. Les extrémités des nerfs articulaires irritées, cette irritation retentit sur les centres spéciaux, au niveau du foyer d'origine des nerfs des muscles atrophiés, et y détermine une modification dynamique d'où résultent ces troubles musculaires.

Pour nous résumer, les lésions qui préparent la luxation intéressent à des degrés variables suivant les cas, toutes les parties constituantes de l'articulation, et même l'appareil moteur de cette articulation.

§ II

RAPPORTS DE LA TÊTE FÉMORALE LUXÉE

Le déplacement de la tête fémorale peut se faire dans tous les sens, et on a observé en fait de luxations spontanées, les mêmes variétés que lorsqu'il s'agit de luxations traumatiques. Nous pouvons donc, adoptant la même classification que pour ces dernières, les diviser en :

1° Luxation dans la fosse-iliaque externe.

2° Luxation en dedans, dans le trou obturateur.

3° Luxation sur le pubis.

4° Luxation ischiatique.

5° Luxation directe en haut.

6° Luxation dans l'échancrure sciatique.

7° Luxation dans le bassin à travers le cotyle ou luxation centrale.

La première variété seule est fréquente dans la coxalgie, les autres sont exceptionnelles : elles font plus spécialement le sujet de notre thèse. Nous passerons rapidement en revue les rapports qu'affecte le fémur dans chacune de ces variétés rares.

Luxation obturatrice

Cette luxation est souvent incomplète : la tête repose encore en partie sur l'échancrure pubienne. Dans le cas de Portal, qui est la première autopsie connue faite dans un cas de luxation obturatrice spontanée, la tête était logée « sur la partie interne et inférieure du trou ovale, reposant en partie sur l'extrémité inférieure de la branche du pubis et sur l'extrémité supérieure de celle de l'ischion. » Dans un cas de M. le professeur Lannelongue, la tête reposait immédiatement sur la membrane obturatrice, recouverte par toute l'épaisseur des muscles.

Luxation sur le pubis

La tête repose immédiatement sur le pubis, en dedans de l'épine iliaque antéro-inférieure, séparée des téguments par les muscles psoas et iliaque qu'elle soulève : encore ces muscles sont-ils souvent atrophiés. Dans un cas de Hancock rapporté par Barwell, la tête fut trouvée au cours d'une résection sur le corps du pubis.

Luxation ischiatique

« La tête repose en arrière et au-dessous de la cavité cotyloïde, sur le plan incliné qui descend en arrière et en dehors de l'ischion. (1) » Elle repose directement sur l'os, dont elle peut être séparée par un tissu de fongosités. Elle est située au-dessous du tendon de l'obturateur interne.

Dans les luxations directes en bas, elle repose sur la tubérosité de l'ischion.

(1) Lannelongue. — *Coxo-tuberculose.*

Luxation dans l'échancrure sciatique.

La tête disparaît à moitié dans le bassin, à cheval sur le bord postérieur de l'os iliaque. Elle comprime souvent le grand nerf sciatique. Elle est recouverte par l'épaisseur des trois fessiers.

Luxation directe en haut.

La tête est placée immédiatement au-dessous de l'épine iliaque antéro-supérieure. Le col est à cheval sur le rebord du bassin, le grand trochanter tourné en arrière. Elle n'est séparée des téguments que par des muscles absolument atrophiés.

Luxation dans le bassin.

La tête proémine plus ou moins dans le bassin, repoussant les parties molles. Tous les tissus voisins sont transformés en fongosités.

§ III

ANATOMIE PATHOLOGIQUE DE LA LUXATION ANCIENNE

La luxation effectuée, les extrémités articulaires subissent chacune de leur côté des transformations plus ou moins profondes. D'une façon générale, on observe, à partir du moment où la tête fémorale a quitté le cotyle, une rémittence marquée dans les accidents : la lésion tend à la guérison. La cavité cotyloïde diminue de profondeur, comblée peu à peu par des tissus de nouvelle formation, mais ce travail s'effectue très lentement, et bien des années après que s'est faite la luxation, on peut reconnaître la cavité cotyloïde irrégulière, déformée, réduite comme capacité mais jamais complètement oblitérée.

La tête fémorale peut se comporter de plusieurs façons vis-à-vis de la partie de l'os iliaque avec laquelle elle se trouve en rapport. Elle peut ne contracter aucune adhérence, et conserver une mobilité complète ; plus souvent, elle est unie à l'os iliaque par des liens fibreux plus ou moins serrés ; parfois on pourrait croire à une ankylose osseuse, tellement l'immobilisation de la tête est parfaite. L'ankylose osseuse est pourtant une rareté : la tuberculose ne fait pas volontiers de l'os. Dans quelques cas, cependant, on a trouvé la tête fémorale déformée par des travées osseuses qui allaient se perdre sur l'os iliaque ; on avait affaire à une synostose complète. Mais encore une fois, ce sont des cas exceptionnels.

Quelquefois, alors même que la luxation s'est produite, il reste au fond du cotyle un foyer de carie qui entretient à l'infini fistules et abcès.

CHAPITRE II

Pathogénie et mécanisme.

Une articulation normale se compose de surfaces articulaires pouvant glisser l'une sur l'autre dans un sens déterminé, mais dans certaines limites. Ces limites dépassées, il y a d'abord subluxation, puis luxation, si les surfaces articulaires s'abandonnent complètement. Deux agents principaux empêchent ces déplacements : d'une part les ligaments, d'autre part, les muscles, véritables ligaments actifs. Il convient d'ajouter que les surfaces articulaires façonnées l'une pour l'autre se correspondent exactement, ou comme à la hanche sont dans un état d'emboitement parfait. Or comme nous venons de le voir au chapitre précédent, tous ces éléments sont plus ou moins profondément modifiés dans la coxo-tuberculose. La question est de savoir quelle part respective doit être attribuée à chaque lésion dans la production de la luxation.

C'est un des points les plus controversés de l'histoire de

ces luxations. D'une manière générale on peut ramener ces théories explicatives à cinq.

1° Les uns attribuent la luxation pathologique à l'épanchement dans la cavité articulaire d'un liquide, qui repoussant peu à peu la tête fémorale en dehors, abandonne l'os à l'action musculaire. C'est la première en date, Hippocrate, Galien, les Arabes furent ses premiers défenseurs. Elle fut admise par Morgagni, Van Swieten, Brodie, Bérard ; Jean-Louis Petit (1722), Parise (1) (1840) furent ses plus zélés défenseurs. Elle a été plus récemment reprise par Vincent (2). Hâtons-nous de dire cependant que Parise ne prétendait pas expliquer toutes les luxations spontanées par cette théorie. Il soutenait seulement que dans certains cas où les lésions étaient peu avancées, la luxation pouvait reconnaître ce mécanisme.

2° La seconde théorie est également fort ancienne puisqu'elle remonte à Asclépiade le bithynien. La luxation serait due au développement d'une tumeur qui remplirait peu à peu la cavité cotyloïde et finirait par en chasser la tête. Les opinions varient sur la nature de la tumeur. Pour Audry, ce serait une exostose, pour Desault, Bichat, Boyer, un gonflement inflammatoire des cartilages ; pour Valsava, Portal, Morgagni, Boyer, ce serait le gonflement du tissu adipeux de la cavité cotyloïde qui serait en cause. Pour Rust enfin, c'est la tuméfaction de la tête fémorale elle-même.

3° La luxation reconnaîtrait pour cause la destruction

(1) Parise. — *Archives générales de médecine*, 1842, t. xiv.
(2) Vincent. — *Thèse*, Paris, 1871.

déterminée par la carie, soit des bords de la cavité cotyloïde, soit de la tête du fémur, soit des deux à la fois. Cette théorie est plus moderne ; c'est Sabattier le premier qui expliqua l'issue de la tête fémorale hors de sa cavité par destruction du bord de l'acétabulum (1). Il fut suivi par Paletta, Fricke, Bégin, et depuis, un grand nombre d'auteurs.

4° Larrey, pour qui les luxations spontanées dans la coxalgie étaient excessivement rares, n'admettait pas qu'elles pussent exister sans qu'il y ait intervention d'un traumatisme.

3° Enfin, la dernière théorie en date, est celle de Verneuil ou théorie de l'action musculaire. Avant lui, d'autres auteurs, Boyer, Parise, Nélaton reconnaissent bien l'intervention musculaire dans la production de la luxation spontanée, mais à titre d'adjuvant; c'est lui le premier qui a donné aux muscles l'action prédominante dans le mécanisme du phénomène.

L'exposé de la théorie tient en quelques mots. Voici comment Verneuil s'exprimait dans sa communication à la Société de chirurgie (mai 1883) : « Par suite de la flexion de la cuisse avec adduction et rotation en dedans, il ne reste plus d'obstacle à l'issue de la tête. La capsule et les muscles fessiers seuls opposaient une barrière à cette issue, mais la capsule se ramollit et se distend ; les muscles affaiblis cèdent à leur tour, et la tête du fémur, poussée d'avant en arrière par les adducteurs et le couturier ne rencontre plus devant elle de résistance assez

(1) SABATTIER. — *Mémoire sur les luxations consécutives du fémur. Mém. méd. et chir.*, Paris, 1774.

forte, passe par-dessus le rebord cotyloïdien et se porte dans la fosse iliaque. »

Nous arrêterons là cet exposé historique ; aucune de ces théories ne peut prétendre à expliquer la généralité des faits. Pour ce qui est de la théorie de Parise, il suffit de rappeler que nombre de coxalgies peuvent parcourir toute leur évolution, s'accompagner même de luxation spontanée, sans qu'à aucun moment on ait constaté de liquide dans l'article.

Les faits rapportés par M. Kirmisson montrent bien que la luxation peut se produire sans qu'il existe de déformation appréciable du côté des extrémités osseuses ; mais à la vérité, ces faits sont l'exception.

La théorie musculaire ne peut pas davantage à elle seule donner la clef du phénomène. Il faudra admettre ou qu'il existe préalablement des déformations articulaires, ou qu'une cause adjuvante est venue permettre l'écartement des surfaces articulaires et faciliter ainsi l'action des muscles.

On a aussi objecté à cette théorie qu'elle était impuissante à expliquer la luxation obturatrice, alors qu'on constate une atrophie et une parésie des muscles fessiers. M. Hartmann a cité un cas de ce genre (il s'agit d'une luxation obturatrice à la suite d'une coxite aiguë rhumatismale) et ce fait lui inspire la réflexion suivante: « Ce n'est pas elle à coup sûr (l'atrophie des fessiers) qui dans notre observation, a pu en cessant de soutenir la capsule en arrière, permettre à la tête de se luxer en avant. (1) » On peut répondre que les fessiers ont pu s'atrophier, la luxation étant produite.

Toutes ces théories sont trop exclusives, et ont le tort de rattacher à une seule cause, un phénomène où tous les délabrements constatés dans l'articulation, jouent leur rôle, au moins à titre de causes adjuvantes.

Il faut faire jouer un rôle prépondérant à l'attitude vicieuse dans la production de la luxation spontanée dans la coxalgie. Mais cette attitude vicieuse n'agit qu'en localisant un traumatisme lent sur un point donné, déjà profondément modifié par la maladie. Les muscles jouent évidemment un rôle très important dans la production de l'attitude vicieuse, mais certaines attitudes vicieuses ne sont possibles qu'avec une modification profonde des parties constituantes de l'articulation, et en particulier des altérations osseuses.

Pour M. le professeur Lannelongue, les luxations spontanées dans la coxo-tuberculose, reconnaissent un mécanisme toujours le même, que la lésion siège à la hanche, au rachis, au genou (2) : « Si l'on cherche le pourquoi des déplacements successifs toujours dans le même sens, de la coxo-tuberculose, de la courbure toujours à convexité postérieure du mal de Pott, de déviations toujours dans le même ordre en un mot, on le trouve dans l'interprétation du phénomène que j'ai décrit sous le nom d'ulcération compressive.

(1) HARTMANN. — *Revue d'orthopédie*, mai 1894.

(2) LANNELONGUE. — *Sur quelques déformations permanentes des doigts et de la main déterminées par la tuberculose de ces organes*. Cong. franç. de chirurgie, 1889, p. 63.

« Un des premiers effets de l'envahissement articulaire par la tuberculose est l'immobilisation de la jointure par les muscles, et comme ce sont les muscles les plus puissants qui régissent nécessairement l'attitude, la jointure se place dans une attitude déterminée et toujours la même. Par le fait de cette attitude il se produit une compression au niveau des surfaces qui sont en contact, et cette compression engendre à son tour une destruction dans les parties osseuses altérées qui se touchent. Il en résulte que les jointures se détériorent toujours au même point puisqu'elles prennent une attitude qui est toujours la même pour chacune d'elles. Ce sont ces ulcérations des surfaces en contact qui sont l'origine des déplacements, que les muscles qui ont fixé l'attitude augmentent sans cesse, jusqu'à ce que la luxation soit produite ; il convient d'ajouter, d'ailleurs, que le déplacement des surfaces est rendu facile par la transformation des ligaments en fongosités ou par leur destruction complète.

Pénétré dès lors de l'importance du phénomène attitude, il nous reste à voir comment on peut expliquer les anomalies de déplacement qu'on a observées, et qui constituent les variétés rares de luxations spontanées.

Luxation obturatrice.

Bonnet disait : « L'adduction et la rotation en dedans préparent la luxation en haut et en dehors, comme l'abduction et la rotation en dehors précèdent et préparent la luxation sur le trou obturateur. »

La formule est exagérée en ce sens que la plupart des

coxalgies à leur période de début, montrent cette attitude vicieuse alors que la luxation obturatrice est plutôt une rareté.

L'attitude vicieuse ne pourra produire une luxation sur le trou obturateur qu'à condition d'être suffisamment prolongée et d'exister à une période où l'os est assez profondément modifié pour qu'il se laisse facilement ulcérer.

Lesauvage, de Caen, avait déjà remarqué que la luxation obturatrice ne s'observait que dans les cas, où la cuisse était longtemps restée en abduction et rotation en dehors. Du même coup s'explique la rareté de cette variété de déplacement, car dans les arthrites suppurées de la hanche, aucune position ne se rencontre plus rarement que celle d'une abduction permanente. Dès lors, la tête du fémur appuyant constamment sur le rebord opposé de la cavité en détermine la carie par le mécanisme de l'ulcération compressive.

Mais à quoi peut tenir cette persistance anormale de l'attitude en abduction et rotation en dehors ?

Peut-on dire que dans ce cas, ce sont les pelvi-trochantériens et les fessiers, qui contracturés pendant que les adducteurs sont parésiés, ont porté la tête en avant ? Cette explication est admissible quand il s'agit de luxations paralytiques, où l'on peut observer aussi bien la paralysie des fléchisseurs que celle des extenseurs, alors que le groupe antagoniste reste indemne. Mais dans la coxalgie, et d'une façon générale dans toute arthrite de la hanche, à un moment donné, les fessiers sont parésiés alors même qu'il existe une luxation obturatrice. On ne peut donc expliquer par la contracture des fessiers la persistance de l'attitude en abduction et rotation en dehors.

Cette attitude vicieuse a pu être produite par la rétraction des faisceaux fibreux de la capsule.

On a vu des cas où l'attitude vicieuse était soigneusement entretenue par des coussins.

Enfin, dans un cas de Dhourdin que nous avons déjà rappelé au chapitre de l'anatomie pathologique, l'attitude en abduction et rotation en dehors était produite par une production osseuse exagérée qui repoussait le fémur en dehors.

Dans l'observation de M. le professeur Reverdin, que nous rapportons, c'est le membre le premier luxé qui force l'attitude de l'autre.

Dans d'autres cas, la luxation doit se produire à une époque moins éloignée du début, sans qu'il soit besoin d'invoquer une attitude anormalement persistante : supposons que le processus tuberculeux débute par le rebord interne de la cavité cotyloïde, comme le fait a été mis en évidence dans la thèse de Dhourdin, il est bien évident que le fémur qui à ce moment vient presser contre cet os profondément modifié, aura vite fait de s'y creuser une brèche, et viendra se luxer sur le trou obturateur, à une époque de la maladie où les lésions sont encore limitées. A ce moment, les fessiers sont encore peu atrophiés, et ce sont eux qui, contracturés, produisent l'attitude en abduction et rotation en dehors.

Dans d'autres cas, le processus tuberculeux évoluant sur ce même bord interne du cotyle, il suffira qu'à un ment donné, il se produise une attitude physiologique favorable pour que le déplacement s'effectue brusquement. Un simple mouvement du sujet dans son lit, un changement de décubitus par exemple, suffira pour que la tête du fémur vienne se luxer sur le trou obturateur, ou plus haut sur le pubis ; tout dépend de l'angle flexion de la cuisse sur le bassin.

Aussi nous semble-t-il inutile de consacrer un paragraphe spécial au mécanisme de la luxation sur le pubis qui reconnaît le même mécanisme général que la luxation obturatrice.

Luxation ischiatique.

La luxation ischiatique se produit à une époque avancée de la coxalgie. Il existe non seulement des altérations osseuses profondes, mais les muscles entourant l'articulation ont subi des modifications très marquées : les fessiers sont atrophiés et parésiés, réduits souvent à une couche excessivement mince, tandis que les adducteurs et le psoas sont contracturés ou même ont subi la rétraction fibro-tendineuse. Par suite, la flexion et l'adduction de la cuisse sur le bassin sont portées au maximum ; la tête est repoussée en bas et en arrière. La pression est ainsi localisée sur la partie postéro-inférieure de la cavité cotyloïde qui s'érode, s'ulcère, pendant que la tête s'atrophie ; à un moment donné elle s'échappe et vient se placer dans une situation d'autant plus déclive que la flexion et l'adduction étaient plus prononcées.

Luxation centrale.

Cette luxation s'observe surtout dans les cas où l'affection à une marche rapide. La cuisse est dans une flexion modérée ; tous les muscles qui entourent la jointure sont en contracture et localisent la pression au fond du cotyle qui se laisse détruire par ulcération. Mais là encore le travail est facilité par le début de la coxalgie au niveau du fond de la cavité cotyloïde. Dans nombre de cas, en effet, on a trouvé le fond de la cavité cotyloïde détruit et séparé du reste de l'os sous forme de séquestres ; dans ces cas, ce n'est pas la compression réciproque des deux os qui a joué le rôle le plus important dans la destruction ; elle est intervenue pour hâter le phénomène et faire pour ainsi dire la brèche à sa mesure.

Luxation supra-cotyloïdienne.

La position en extension forcée est celle qui doit la favoriser ; dans cette position, la tête fémorale vient faire effort contre la partie antéro-supérieure du cotyle. Mais cette position, dans une coxalgie abandonnée à elle-même, est excessivement rare, a-t-elle même été observée ? On ne pourrait guère la rencontrer que dans les cas où il aurait été procédé à un redressement brusque par la méthode de Bonnet ; cette intervention modifie en effet l'attitude du membre, sans empêcher la compression réciproque des os.

Forgue et Maubrac disent qu'il est probable que là encore il faut faire intervenir la localisation du processus tuberculeux sur un point spécial de l'articulation : au niveau du rebord antéro-supérieur de la cavité cotyloïde. Que la lésion fasse des progrès, et en même temps qu'elle détruira l'os, elle détruira les insertions antérieures de la capsule, et en particulier du ligament de Bertin ; dès lors l'articulation est dans les meilleures conditions pour être luxée.

Pour nous résumer, les anomalies de déplacement sont dues à des anomalies de l'attitude vicieuse, qui agit par traumatisme lent ; mais la localisation du processus tuberculeux doit jouer dans certains cas un rôle important.

CHAPITRE III

Symptômes et diagnostic.

Dans la majorité des cas, la déformation est le premier symptôme observé. Quelquefois cependant on a noté, soit une augmentation soit une diminution de la douleur. « Quand la luxation a lieu, dit Barrwel, elle amène avec elle un apaisement considérable des symptômes douloureux, apaisement qui est quelquefois absolu et durable, quelquefois très momentané. Toute cessation brusque de la douleur doit provoquer un examen attentif. » Verneuil a noté le fait dans les luxations post-rhumatismales. Dans d'autres cas au contraire, on a noté une exagération manifeste des symptômes douloureux (1). « Quand un enfant éprouvant la douleur ordinaire d'une coxalgie chronique, mais vraiment grave, est brusquement pris de douleurs, présentant une grande violence, tient constamment le membre dans ses mains,

(1) Barwel. — Encyclopédie internationale de chirurgie. *Maladies des articulations*, t. iv.

se plaint vivement et pousse des cris d'épouvante à l'approche des personnes qui l'entourent, ou manifeste une douleur aiguë quand on remue le lit, si on apprend que, depuis le début de cette crise de douleur, le membre s'est retiré davantage ; si avec ces symptômes, ne se montrent ni les signes locaux de la suppuration ni l'élévation de température qui l'annonce, on est autorisé à conclure qu'il peut s'être produit un changement de rapports entre la tête du fémur et la cavité cotyloïde, changement consistant suivant toutes probabilités en une subluxation qui, abandonnée à elle-même, va se compléter. » Mais, ce sont là faits exceptionnels, et la plupart du temps, le malade ne pourra dire à quelle époque, dans quelles circonstances s'est faite la luxation ; rien à ce moment-là n'a attiré son attention.

Les symptômes objectifs de ces luxations ne diffèrent pas de ceux des luxations traumatiques. Nous les passerons rapidement en revue pour chaque variété, y compris la variété iliaque, que nous décrirons ici à titre de comparaison.

Luxation iliaque.

Ce qui frappe tout d'abord, c'est la déformation très nette de la hanche malade. Le membre tout entier paraît raccourci. La cuisse est en flexion légère, rotation interne et adduction.

La distance de l'épine iliaque antéro-supérieure à la malléole externe du côté malade, est inférieure de deux à trois centimètres, à la distance ainsi obtenue du côté sain.

Si la cuisse légèrement fléchie, on mène une ligne qui réunit l'épine iliaque antéro-supérieure à la tubérosité de l'ischion (ligne de Nélaton-Roser), à l'état normal cette ligne est tangente au sommet du grand trochanter. Dans le cas où il y a luxation iliaque, cette ligne passe à 2, 3 ou 4 centimètres au-dessous, suivant les cas.

Quand on palpe le pli de l'aine, on tombe dans une dépression ; on ne trouve rien qui rappelle la résistance osseuse que donne la tête.

En arrière du côté de la fesse, si on imprime des mouvements de rotation à la cuisse, on sent rouler une saillie osseuse, qui n'est autre chose que la tête.

Les mouvements communiqués à la cuisse ne se transmettent évidemment pas à la tête, quand cette dernière est fixée.

La flexion est très facile, l'adduction peut être exagérée, mais l'abduction est impossible, la cuisse ne peut même pas être étendue complètement.

Luxation ovalaire

Elle est le plus souvent incomplète.

Voici d'après Jean-Louis Petit les signes de cette luxation :

1° On sent une tumeur qu'on trouve au-dessous de l'aine et qui est formée par la tête du fémur, placée sur le trou ovalaire qui fait une espèce de cavité dans laquelle l'os de la cuisse, jeté en dedans, est plus disposé à se loger qu'en tout autre endroit ;

2° La cuisse malade est plus longue que la saine, parce que le trou ovalaire sur lequel appuie la tête de l'os est plus bas que la cavité de l'ischion ;

3° Le pli de de la fesse est, par la même raison, plus bas du côté luxé que de l'autre, la fesse paraît de plus creuse, ou du moins aplatie, tant parce que le grand trochanter qui suit le déplacement de la tête du fémur est jeté en devant et ne fait plus en dehors son éminence naturelle, que parce que, par l'éloignement du grand trochanter, les muscles de la fesse sont étendus, et par conséquent aplatis ;

4° Le pied et le genou sont tournés en dehors parce que la cuisse luxée en dedans, est tirée du côté opposé par les muscles fessiers ;

5° La cuisse ne peut être portée en dedans sans douleur, parce qu'alors on force les muscles fessiers qui sont tendus en contraction ; quand on met le malade debout, l'extrémité inférieure du côté luxé, étant plus longue que celle du côté opposé, ne peut lui devenir égale que par la flexion du genou, et si le malade veut étendre la jambe, il faut qu'il la porte en avant ou la jette de côté ;

6° Le malade marche, pour ainsi dire en fauchant ; et cela parce que la cuisse saine ne peut soutenir le corps assez élevé pour que l'extrémité luxée cesse de toucher à terre et que la jambe étendue puisse être portée directement en avant, ce qui serait nécessaire pour rendre la progression facile. Le malade est donc obligé de jeter en dehors la cuisse luxée en faisant décrire un demi-cercle au pied pour le passer devant l'autre. » (*Œuvres complètes de Jean-Louis Petit*, 1837.)

La tumeur perceptible dans l'aine et formée par la tête du fémur placée sur le trou ovalaire n'est souvent pas perceptible. Dans notre observation il fut impossible de la sentir, bien que les masses musculaires de la cuisse fussent déjà atrophiées.

Le grand trochanter est très effacé, comme enfoncé dans la racine du membre : au point où il formait saillie existe une dépression. Albert, de Vienne, a insisté sur ce caractère qui, rapproché de la position pathologique, doit conduire le chirurgien au diagnostic.

M. Hartmann a signalé dans un cas de luxation obturatrice dans le cours d'une coxite aiguë, l'effacement du pli inguinal. C'est un signe fréquent de même que l'effacement du pli fessier. Une des questions les plus controversées, est celle de l'allongement ou du raccourcissement dans les luxations ovalaires.

Hamilton fait varier l'allongement entre 3 et 5 centimètres, Cooper l'évalue à 2 pouces. Chélius, Bardeleben, Hoffa, Bouilly, Bryant, soutiennent également que le membre est allongé dans le cas de luxation obturatrice.

Pour Malgaigne, Traub, Lauenstein, l'allongement ne serait qu'apparent : la luxation obturatrice s'accompagnerait de raccourcissement réel. Il y a allongement si l'on mesure du milieu de la symphyse au milieu de l'interligne articulaire externe du genou : l'allongement est dû à ce que le membre est dans l'abduction ; mais si l'on prend comme point de repère supérieur l'épine iliaque antéro-supérieure, on constate immédiatement un raccourcissement du membre luxé. Holmès dans une leçon clinique professée en 1878 avait déjà fait remarquer que l'allongement est d'autant plus faible que l'abduction et la rotation en dehors sont plus marquées ; si bien que dans certains cas, où la flexion et l'abduction sont peu marquées, on pourra trouver un allongement du membre malade. Mais d'une façon générale, on trouvera un raccourcissement du membre disloqué.

Enfin, un signe qui a singulièrement éclairé le diagnostic dans le cas que nous publions, peut être fourni par le toucher rectal. On pourra sentir sur la face interne de la fosse obturatrice, une petite tumeur arrondie, plus ou moins volumineuse suivant l'état de destruction de la tête du fémur, qui roule lorsqu'on imprime à la cuisse des mouvements de rotation.

Luxation en haut et en dedans sur le pubis.

Les signes sont à peu près les mêmes que dans la luxation ovalaire. Le raccourcissement est ici plus marqué. La tête est assez facilement reconnaissable à travers les parties molles qu'elle soulève. Elle occupe également un siège plus élevé que dans la variété précédente.

Luxation directe en haut.

Le membre est dans l'extension combinée avec une très légère abduction. La tête fait un relief très prononcé en dehors des vaisseaux. Le grand trochanter est sur un plan beaucoup plus antérieur qu'à l'état normal. Il se trouve sur une verticale abaissée de l'épine iliaque antérieure et supérieure.

On note un raccourcissement très marqué du membre.

Il y a impossibilité absolue des mouvements de flexion.

Luxation ischiatique (en bas et en arrière, et directe en bas).

Nous réunissons dans une même description ces deux variétés qui diffèrent peu l'une de l'autre : même type de déformation, mêmes symptômes objectifs, mais portés au maximum dans la luxation directe en bas.

Le membre est en flexion très marquée, à tel point que le genou vient toucher la paroi abdominale.

L'adduction est également prononcée.

Le pli inguinal est très profond, presque vertical.

La fesse du côté malade est très saillante, déformée par le relief anormal que fait le grand trochanter.

« On sent, dit M. le professeur Lannelongue, la tête fémorale au-dessous du grand trochanter et au-dessus de l'ischion. L'épine iliaque antérieure et supérieure, le grand trochanter, la saillie de la tête et la pointe de l'ischion sont sur une même ligne verticale et un peu oblique de haut en bas et de dedans en dehors. »

Dans les cas où la tête est moins abaissée, le sommet du grand trochanter déborde en arrière la ligne de Nélaton-Roser.

Luxation dans l'échancrure sciatique.

Le raccourcissement est réel, mais beaucoup moins prononcé que dans le cas de luxation dans la fosse iliaque.

Le diamètre transverse de la cuisse est très élargi, parce que le grand trochanter est porté fortement en dehors. Cette saillie dépasse notablement la ligne de Nélaton-Roser ; elle est remontée à peu près au niveau de l'épine iliaque antéro-supérieure.

Le creux inguinal est profond ; les doigts qui dépriment les téguments n'y rencontrent pas la résistance que donne la tête.

Si on cherche la tête, on la trouve parfois assez difficilement au niveau de l'échancrure sciatique, recouverte qu'elle est par l'épaisseur des fessiers et à moitié contenue dans le bassin. Si on presse sur cette saillie, on détermine souvent une violente douleur due à la compression du nerf sciatique.

Luxation dans le bassin, à travers le cotyle.

Le raccourcissement est très marqué.

Le membre est souvent en adduction et rotation en dedans, on l'a vu aussi en abduction et rotation en dehors.

Les mouvements de flexion et d'extension sont possibles.

Par le toucher rectal, on pourra sentir sur la face

interne de l'acétabulum la tête ou ce qu'il en reste rouler sous le doigt qui l'explore lorsqu'on imprime des mouvements au membre disloqué.

Diagnostic

Le diagnostic n'est pas toujours facile à faire. On peut observer des déviations extrêmes alors que la tête fémorale est encore contenue dans la cavité cotyloïde.

Il faudra toujours avoir soin de rechercher les rapports affectés par le grand trochanter avec la ligne de Nélaton-Roser, mais ces rapports peuvent être modifiés sans qu'il y ait luxation, et bien souvent, on ne peut affirmer s'il y a empiètement, chevauchement ou véritable luxation.

Un seul signe est pathognomonique, la perception de la tête dans l'un des points où on la trouve dans les luxations traumatiques. Mais dans certains cas la tête est difficile à trouver, soit qu'elle soit détruite en grande partie, soit qu'elle soit recouverte comme dans la luxation ovalaire par d'épaisses couches musculaires, soit qu'elle soit en grande partie cachée dans le bassin comme dans la luxation sciatique.

Enfin, dans la coxalgie il peut se produire un décollement épiphysaire, et là encore dans bien des cas le diagnostic sera difficile. Dans le diastasis, le raccourcissement est très considérable, le membre est mobile, plus mobile que dans le cours d'une coxalgie ordinaire. De plus le raccourcissement peut varier sans qu'on change la position du bassin.

Il sera difficile de confondre une luxation spontanée survenant dans le cours d'une coxalgie avec une luxation traumatique ; il suffira de s'entourer des commémoratifs. Si le malade rapporte la déformation du membre à un traumatisme, ce traumatisme sera souvent manifestement incapable de produire le déplacement au moins dans une articulation saine.

Enfin, quelquefois des luxations survenues à la suite de paralysies infantiles, ont été prises dans la suite pour des luxations d'origine coxalgique.

CHAPITRE IV

Pronostic et Traitement

PRONOSTIC

Le pronostic de ces luxations spontanées est en général grave, bien qu'elles amènent la plupart du temps un apaisement des symptômes généraux et de la suppuration. Elles créent, lorsqu'elles ne sont pas réduites, des difformités qui rendent la marche impossible, ou du moins très difficile. Or pour beaucoup de chirurgiens ces luxations sont le plus souvent irréductibles. Sonnenburg, dans un cas de luxation spontanée, craignant que la tête fémorale ne soit fixée par des adhérences, n'essaie même pas la réduction et d'emblée pratique l'ostéotomie. Volkmann, Kronlein sont également convaincus de l'impossibilité de la réduction.

En France, M. le professeur Duplay partage cette manière de voir. Dans une leçon clinique (mai 1898), il s'exprimait ainsi : « Les luxations consécutives aux arthrites sont presque toujours irréductibles. Pour les luxations consécutives à l'arthrite typhique, on ne cite guère que deux cas où la réduction fut possible. Dans un cas de Lannelongue, après réduction, la moindre pression sur le grand trochanter, reproduisait la luxation. Dans un cas de Capelle, elle fut maintenue. A plus forte raison la réduction est-elle à peu près impossible à réaliser, ou du moins impossible à maintenir dans les arthrites chroniques, accompagnées de lésions osseuses.» Or, quelles arthrites chroniques s'accompagnent de lésions osseuses aussi profondes que celles de la coxo-tuberculose? Ce pronostic semble un peu assombri : ces luxations restent longtemps réductibles, plus longtemps que les luxations traumatiques. — La gravité du pronostic ne vient pas de la difficulté de la réduction, mais de la difficulté de la maintenir.

C'est là le point difficile du traitement. Et l'on voit immédiatement combien le pronostic varie avec la profondeur des lésions.

Dans les cas analogues à ceux publiés par M. Kirmisson, où la luxation s'est faite peu de temps après le début des accidents, et où l'on est en droit de supposer qu'il n'y a pas de lésions profondes, le pronostic est relativement bénin, et en effet ces luxations ont été réduites et sont restées réduites.

Le pronostic varie aussi avec les variétés. La variété ovalaire, en particulier, s'accompagne souvent de lésions assez limitées. De plus étant donnée l'étiologie de la luxation, nous pouvons prévoir qu'à telle variété correspond une brèche pratiquée sur un point particulier du cotyle. Or, il n'est pas indifférent, pour le maintien de la réduction, que la brèche siège au niveau de la voute ou au niveau du rebord interne. — Mais dans beaucoup de cas, les lésions ne sont point ainsi limitées : c'est à peu près toute la voûte cotyloïdienne qui a disparu.

Enfin, comme pour les luxations traumatiques, le pronostic varie avec l'ancienneté du déplacement.

Traitement

Nous avons à envisager successivement : 1° le traitement prophylactique ou préventif ; 2° le traitement curatif ; 3° le traitement consécutif.

1° *Traitement prophylactique*

Pour que la luxation se produise, il faut que le membre soit dans une attitude vicieuse ; ce sera la flexion plus ou moins prononcée avec adduction ou abduction suivant les variétés. Empêcher le membre de prendre une attitude vicieuse, tel est le plus sûr moyen d'éviter la luxation spontanée. Ce traitement prophylactique se résume donc dans l'immobilisation en bonne position, et l'extension continue.

2° *Traitement curatif.*

La première question à se poser est celle-ci : faut-il réduire ?

Les premières tentatives datent de loin, Salmade, puis

Humbert de Morlaix tentèrent les premiers la réduction des luxations spontanées. Malgaigne jugeait sévèrement la conduite de Humbert et mettait en doute les résultats obtenus.

Dans les cas de luxations survenant au début de la tuberculose, on doit réduire comme on réduirait dans le cas de luxations traumatiques.

Mais, dit M. le professeur Berger (1), « dans les luxations pathologiques habituelles, les tentatives de réduction par des manœuvres chirurgicales pratiquées en une seule séance dans l'anesthésie chloroformique n'auraient ni sens ni portée. On ne saurait remettre et maintenir en rapport des surfaces articulaires qui n'existent plus et le déplacement se reproduira le plus souvent aussitôt après la cessation des mouvements qui auraient ramené la tête plus ou moins en contact avec le centre de la cavité cotyloïde. Aussi, on a recours le plus souvent à des tractions continues qui ramènent et maintiennent le plus près possible de leur situation réciproque les extrémités osseuses modifiées. »

Cette conduite est très rationnelle quand il s'agit de luxations supra-cotyloïdiennes, ou iliaques et quand la tête n'est pas retenue par des adhérences. Mais lorsqu'il s'agira de luxation sous-cotyloïdienne, de luxation ovalaire, nous procéderons à des manœuvres de réduction, après avoir par des mouvements appropriés assoupli la jointure. Nous n'obtiendrons évidemment pas toujours un emboîtement réciproque des surfaces articulaires, mais

(1) Rapport sur une communication de M. Kirmisson. *Bull. Acad. de méd,*, 27 novembre 1900, p. 629.

par ces manœuvres, nous obtiendrons une translation rapide de la tête que nous essayerons de fixer dans sa nouvelle position, le plus près possible de la ligne de Roser-Nélaton.

C'est la conduite qu'à suivie notre maître, M. le professeur Duret, dans le cas que nous rapportons à la fin de ce travail. La réduction a été obtenue par la méthode de douceur suivant le système indiqué par Desprez père et précisé par Bigelow. C'est la pratique employée par M. Kirmisson et qui a également réussi à M. Hartmann dans un cas de luxation obturatrice consécutive à une coxite aiguë rhumatismale.

Le malade est endormi jusqu'à résolution musculaire complète. Le bassin est solidement fixé par un ou deux aides. On commence par exercer des mouvements alternatifs de flexion et d'extension, d'abduction et d'adduction, et on arrive graduellement à des mouvements de plus en plus étendus de circumduction.

Puis on exerce sur la cuisse fléchie sur le bassin une traction verticale combinée avec quelques mouvements de rotation.

Il est à noter qu'on n'a pas toujours la sensation de ressaut classique qui dans le cas de luxation traumatique avertit l'opérateur que la tête a réintégré la cavité cotyloïde. Les modifications subies par les extrémités articulaires rendent suffisamment compte de cette particularité.

Dans certains cas, on a été obligé de faire une section préalable des muscles fléchisseurs rétractés.

La réduction obtenue, on appliquera un appareil

plâtré, embrassant la région lombaire et le membre inférieur, et remontant assez haut du côté de la poitrine.

Pendant la dessication, la jambe est attirée en bas avec une abduction de 25 à 30°, pour que la tête puisse prendre un point d'appui sur la partie inférieure de la cavité cotyloïde.

M. le professeur Duret préféra dans le cas que nous rapportons soumettre le membre malade à l'extension continue, pendant 15 jours, pour n'appliquer un appareil de Verneuil plâtré qu'au bout de ce temps.

Il est des cas où l'on ne pourra réussir à réduire la luxation. Dans ces cas, le chirurgien peut choisir entre de nombreux procédés d'intervention. Kummer est d'avis que l'on peut intervenir par l'arthrotomie. « Comme pour les luxations congénitales irréductibles ou les luxations traumatiques anciennes, l'intervention sanglante offre une précieuse ressource thérapeutique dans les cas de luxation secondaire irréductible (1). » Karewski et Calot sont intervenus par l'arthrotomie pour les luxations pathologiques de la hanche.

M. Calot est allé creuser au niveau de l'ancienne cavité cotyloïde, qu'il trouva presque entièrement comblée, une cavité nouvelle très profonde, dans laquelle il réduisit la tête fémorale luxée.

Calot considère cette opération comme applicable aux déplacements de la tuberculose à condition de ne pas essayer de développer les mouvements « pour ne pas réveiller le processus morbide mal éteint ». La contention

(1) Kummer. — *Revue de Chirurgie*, janvier 1898.

est effectuée comme dans les luxations congénitales au moyen d'un grand appareil plâtré.

Mais M. Calot met deux conditions à cette intervention.

1° Que le processus morbide soit complètement éteint.

2° Que la tête fémorale ait conservé son volume à peu près normal. Malheureusement, quand il s'agit de coxalgie on n'est jamais absolument sûr qu'il n'existe pas dans l'articulation un foyer latent prêt à se rallumer ; d'autre part, les cas où la tête fémorale a conservé son volume à peu près normal sont l'exception. Dans les cas où M. Calot a employé cette thérapeutique, le résultat a été excellent, les malades dès le cinquantième jour pouvaient marcher sans appareil et sans béquilles, avec un raccourcissement minime qui provient de l'atrophie du membre. Mais encore une fois, les conditions exigées pour cette intervention se rencontrent rarement dans la coxalgie.

M. Calot est d'avis, dans les autres cas, de procéder au redressement en une seule séance, sous le chloroforme. La manœuvre consiste à mobiliser le membre dans tous les sens, de façon à rompre les adhérences fibreuses qui fixent la tête : dans le second temps il procède à la réduction en exerçant des tractions soutenues dans l'axe du corps (dans tous les cas, il s'agissait de luxations iliaques). On a objecté à ce procédé, la longueur de l'opération qui dure une ou deux heures, le déploiement de forces qu'on est obligé de faire, enfin la longue durée de l'immobilisation qui dure 12 ou 15 mois. Enfin, il faut bien admettre qu'il n'est pas exempt de dangers, de faire des manœuvres, pendant deux heures, sur une articulation qui semble guérie, mais où il peut encore exister des foyers latents prêts à s'enflammer. M. Lannelongue a observé le fait dans une coxalgie restée silencieuse pendant 6 ans ; Richet avait observé une récidive après 15 ans.

La réduction est impossible : que nous reste-t-il à faire ? Nous sommes en présence d'une luxation irréductible, où la tête est solidement fixée, ce qui gêne le malade c'est surtout l'attitude vicieuse. Nous pouvons corriger cette attitude vicieuse, en intervenant en dehors des extrémités malades par l'ostéotomie. Mais là encore il faut que la coxalgie soit guérie, qu'il n'y ait ni fistules ni abcès.

Suivant le point où porte la section osseuse on peut diviser les ostéotomies en :

1° Ostéotomie sus-trochantérienne ;

2° Ostéotomie inter-trochantérienne ;

3° Ostéotomie sous-trochantérienne ;

M. le professeur Le Dentu à fait ressortir (*Revue d'Orthopédie*, 1895) les inconvénients des deux premières variétés d'interventions : « Toutes les méthodes sus-trochantériennes, dit-il, sont à éliminer. La méthode de Volkmann et de Sayre est d'exécution difficile, la section au voisinage de la tête du fémur implique la conservation de cette dernière qui fait défaut souvent.

« Les opérations inter-trochantériennes de Rhéa-Barton, de Maisonneuve, dans lesquelles le trait de section passe au-dessous du petit trochanter, laissent subsister l'énorme résistance provenant de la rétraction du psoas-iliaque. Par la méthode des sections musculaires préalables de Lorenz, on peut arriver à redresser le membre après avoir sectionné le fémur le plus près possible de l'angle de flexion ; mais c'est un sacrifice important et une complication ; la simple ostéotomie sous-trochantérienne donne, à peu de chose près, le même résultat. »

L'ostéotomie sous-trochantérienne comporte plusieurs procédés suivant qu'on fait la section transversale, l'excision cunéiforme ou la section oblique (procédé de Terrier et Hennequin).

L'ostéotomie transverse est plus facile, mais le redressement effectué, les fragments ne se correspondent que par leur bord postérieur. Le fragment inférieur attiré de bas en haut par les adducteurs remonte au devant du fragment supérieur ; d'où raccourcissement.

M. le professeur Le Dentu a objecté à l'ostéotomie oblique de MM. Terrier et Hennequin que les fragments ne se touchent que par leur bord — on peut craindre aussi des éclats à distance. Pourtant les résultats obtenus par M. Broca montrent qu'on peut avec ce procédé obtenir une solidité suffisante. C'est le seul procédé qui permette d'obtenir un allongement.

Par l'ostéotomie cunéiforme, on obtient une adaptation parfaite, mais pas d'allongement.

On peut dire que pour toute luxation pathologique de la hanche, lorsque l'affection est éteinte, et lorsqu'on a affaire à une ankylose fibreuse serrée, il est préférable de redresser le membre par une simple section osseuse plutôt que de courir les chances d'une résection.

La résection trouve plus rarement son indication. Toutefois, lorsqu'on a affaire à une tête mobile, ou lorsque cette tête comprime le nerf sciatique, on sera amené à la supprimer. En dehors de ces cas, ce n'est pas le fait de la luxation, mais la marche de la maladie qui pourra entraîner l'indication de reséquer.

Par la résection, on peut, il est vrai, espérer conserver quelques mouvements à la jointure, mais la question est de savoir si le malade en tirera grand avantage, et si sous prétexte de conservation de la mobilité, on ne laissera pas à son malade un membre mal fixé, incapable de lui fournir un bon service — C'est l'opinion soutenue par Ollier (1) : « Les sujets opérés par la section du col ou l'ostéotomie sous-cervicale, marchent si bien, si solidement, si longtemps quand l'autre membre est sain, que nous sommes peu portés à chercher les mouvements après l'opération. »

Nous avons omis de parler de l'ostéoclasie qui tend au même but que l'ostéotomie ; elle offre l'avantage d'amener le redressement du membre sans opération sanglante ; mais peut-on jamais être sûr que la solution de continuité se produira sur le point de l'os choisi ?. Aussi la plupart des ostéoclasies ne sont-elles pas faites de propos délibéré ; elles se produisent au cours de tentatives de redressement brusque. La plupart des chirurgiens préfèrent avoir recours à l'ostéotomie. C'est le procédé de choix lorsque la réduction ou du moins la translation de la tête au niveau du centre du cotyle aura été impossi-

(1) Ollier. — *Traité des résections*, t. III, p. 78.

ble, soit qu'on ait employé des manœuvres rapides de réduction analogues à celles qu'on emploie dans le cas de luxations traumatiques, soit qu'on ait soumis le membre à l'extension continue pour abaisser la tête le plus près possible de la ligne de Roser-Nélaton.

3° *Traitement consécutif.*

La réduction obtenue, le chirurgien doit mettre tous ses soins à la maintenir : ces luxations ne demandent en effet qu'à se reproduire.

Il est donc nécessaire d'appliquer immédiatement après la réduction un appareil plâtré embrassant la cuisse et le bassin et remontant très haut du côté de l'aisselle, maintenant le membre dans une légère abduction. Quelques chirurgiens préfèrent soumettre d'abord le malade à l'extension continue et appliquer au bout d'une quinzaine de jours un appareil plâtré. L'extension continue est le complément nécessaire de l'ostéotomie.

Quoi qu'il en soit, on ne laissera lever le malade qu'au bout de six semaines ou deux mois, quand l'attitude prise peut être considérée comme définitive.

On ne laissera marcher le malade les premiers temps qu'avec des béquilles. Freemann a conseillé de surélever la chaussure du pied du membre sain pour reporter sur lui la plus grande partie du poids du corps.

On n'essayera pas d'obtenir des mouvements articulaires au niveau de la hanche. Tout ce qu'on peut espérer, quand il s'agit de tuberculose, c'est une ankylose solide avec un membre en bonne position et peu raccourci.

Des abcès pourront se former : ces abcès seront traités par la méthode des injections modificatrices. Comme agent modificateur, on pourra employer soit l'éther iodoformé, soit le naphtol camphré.

Il sera bon au bout de trois ou quatre semaines de commencer à mobiliser l'articulation du genou. Mais malgré tout on n'obtiendra jamais l'égalité de longueur des deux membres, alors même que la tête serait fixée dans sa position normale ; ce raccourcissement est dû à l'atrophie qui a frappé tous les éléments du membre ; néanmoins, avec une bonne chaussure, le malade pourra facilement se mouvoir sans claudication trop accentuée.

OBSERVATIONS

Observation I (personnelle)

Luxation de la hanche, variété ovalaire. — Réduction sous le chloroforme

D... Adolphine, bobineuse, âgée de 23 ans, entre le 27 juin 1900 dans le service de M. le professeur Duret.

Aucun antécédent personnel.

Père, mère et cinq frères ou sœurs vivants et bien portants. Un jeune frère est mort en bas âge d'accidents cérébraux.

Cette malade ressentait depuis un an et demi déjà, mais à certains jours seulement, de la douleur au niveau de la hanche gauche ; elle boitait. Puis, les jours suivants, tout rentrait dans l'ordre : douleurs et troubles fonctionnels faisaient complètement défaut. Il y a environ 16 mois, elle dut cesser son travail pendant quatre semaines ; elle le reprit paraissant bien guérie ; mais bientôt, douleurs et boiterie intermittentes reparaissaient jusqu'à il y a environ huit mois.

A cette époque, un matin qu'elle s'était rendue à l'atelier malgré la douleur et la boîterie habituelles, elle dut être reconduite chez elle, ne pouvant plus se soutenir sur le membre malade.

Elle reste quatre mois au lit. Depuis quatre mois elle marche avec une béquille et un bâton.

N'a jamais fait de chute.

Examen. — Le membre gauche, malade, paraît allongé de 12 centimètres environ.

Il est en abduction, avec légère rotation en dehors.

La racine de la cuisse est considérablement élargie.

L'épine iliaque antéro-supérieure fait saillie et est très abaissée ; la crête se dessine sous la peau dans presque toute son étendue.

Du côté gauche (malade) la distance mesurée de l'épine iliaque antérieure et supérieure à la pointe de la malléole externe est de 79 centimètres.

Du côté droit on trouve 84 centimètres.

La circonférence de la cuisse au-dessous du pli de l'aine est de 47 centimètres du côté malade ; de 42 centimètres du côté sain.

On sent nettement l'arcade de Fallope soulevée à sa partie moyenne ; le creux du triangle de Scarpa a disparu.

Il y a un aplatissement marqué de la fesse ; le pli fessier est abaissé. L'ischion fait saillie sous la peau.

Le sommet du grand trochanter s'élève de cinq centimètres au-dessus de la ligne de Nélaton, menée de l'épine iliaque antérieure et supérieure à la tubérosité de l'ischion. Il est lui-même très effacé, comme enfoncé dans la racine du membre.

Lorsqu'on saisit le genou, on peut exécuter de tout petits mouvements de flexion et d'adduction ; l'abduction et la rotation en dehors sont complètement impossibles. Quand la malade marche, la cuisse est dans une forte abduction, tout le bassin est incliné du côté malade. Elle marche sur la plante du pied, en le portant à 25 centimètres de celui du côté sain.

La colonne vertébrale présente une scoliose à concavité droite. L'épine iliaque antéro-supérieure est tellement abaissée qu'elle paraît occuper la partie moyenne du triangle de Scarpa.

La malade est examinée couchée. Par le palper, il est impossible de sentir la tête du fémur, mais l'aplatissement de la base du triangle de Scarpa semble indiquer qu'elle est portée un peu en dedans.

Par le toucher rectal, on sent sur la face interne de la fosse obturatrice une saillie arrondie du volume d'une petite pomme. Cette saillie est évidemment constituée par la tête fémorale, car si on imprime des mouvements à la cuisse, ils se communiquent à cette saillie.

M. le professeur Duret intervient le 2 juillet. La malade étant anesthésiée, est placée sur un matelas dans la position horizontale. Deux aides maintiennent solidement le bassin en pressant sur les deux épines iliaques antérieures et supérieures; l'opérateur procède à des mouvements alternatifs de flexion et d'extension, d'adduction et d'abduction, pour arriver ensuite à de larges mouvements de circumduction ; à ce moment, on sent la tête rouler dans le triangle de Scarpa. Puis, la cuisse étant fléchie à angle droit sur le bassin, il exerce dans cette position une traction verticale prolongée qui ne donne pas de résultat ; il semble pourtant qu'à ce moment le pli de l'aine est moins élargi, et que la tête fémorale soit un peu remontée.

Une seconde tentative est faite et la cuisse étant toujours fléchie à angle droit, on insiste surtout sur l'adduction et la rotation en dedans. A ce moment, l'opérateur sent un brusque ressaut ; la luxation vient de se réduire et le membre mis dans l'extension offre l'aspect normal.

Mais la flexion de la cuisse permet soudain la reproduction de la luxation et la tête fémorale vient se replacer dans la fosse ovale. Une seconde réduction est faite assez facilement, et le membre est maintenu dans l'extension. La malade est transportée dans son lit et soumise à l'extension continue.

Les membres inférieurs mesurés à ce moment présentent une longueur égale. L'élargissement de la racine de la cuisse a disparu, le pli inguinal est aussi marqué que du côté sain. Le trochanter fait nettement saillie ; son sommet dépasse légèrement la ligne de Roser-Nélaton.

Le bassin reste cependant incliné du côté malade.

Le soir, le pouls est un peu fréquent ; température 38°2.

Douleur spontanée au pli de l'aine. Il y a de la tuméfaction en ce point et dans le triangle de Scarpa ; la moindre pression en ces points est très douloureuse ; de même sensibilité assez vive vers le sommet du grand trochanter.

Le 3, léger mouvement fébrile le soir ; température 38°4.

La douleur persiste dans les points affectés la veille.

Les 4, 5 et 6 la température oscille entre 38° et 38°8.

Le pouls bat à 120.

Pourtant la malade se trouve bien, sauf les douleurs de racine de la cuisse qui persistent, mais déjà atténuées.

Le gonflement dans l'aine persiste. On se demande même si ce n'est pas un abcès en voie de formation.

Les jours suivants la fièvre tombe ; le gonflement disparait. L'état général est excellent.

Le 12 juillet, la température est le soir à 38°3. L'état général est bon.

Le 13 et 14 apyrexie complète.

Le 17 on applique un appareil de Verneuil plâtré.

La malade sort le 20 juillet.

Elle revient le 25 octobre. L'état général se maintient bon ; la malade marche facilement avec une canne. L'appareil étant encore solide, elle repart.

Le 5 décembre, nouveau retour ; l'appareil est cassé au niveau du pli de l'aine : la marche est devenue difficile avec une canne.

L'appareil enlevé, on constate que le membre gauche est absolument rectiligne, plus court que le droit de 1 centimètre. Le bassin n'est pas abaissé du côté gauche. Il y a de la tuméfaction du pli de l'aine, surtout à la partie supérieure du triangle de Scarpa. Pas de modification de la peau.

La pression est légèrement douloureuse à ce niveau.

En palpant profondément, on constate de la rénitence et de la fluctuation un peu en dehors des vaisseaux fémoraux.

Les points articulaires antérieurs et postérieurs ne sont pas douloureux. Pas de douleur non plus par la pression sur le grand trochanter ni le pied.

Le grand trochanter est en place.

Les mouvements spontanés sont impossibles dans la hanche et le genou.

Un nouvel appareil est appliqué et la malade retourne chez elle après quelques jours de séjour à l'hôpital.

Nous la revoyons le 23 février, l'état est à peu près le même.

Le membre gauche, (côté de la luxation) est parfaitement rectiligne, plus court que le droit de 1 centimètre à peine. On note une atrophie très notable des masses musculaires de la jambe, mais surtout de la cuisse.

On retrouve de la fluctuation profonde au niveau du triangle de Scarpa, sans modifications de coloration à la peau, ni douleur.

Le grand trochanter est en place.

Mouvements spontanés impossibles au niveau de l'articulation de la hanche.

Les mouvements provoqués se transmettent intégralement au bassin.

La malade peut se tenir debout sans le secours d'une canne.

Mais elle fait porter le poids du corps, surtout sur le membre sain. Elle ne peut se tenir sur le membre gauche seul.

Elle marche lentement, mais en boitant fortement, avec le secours d'un bâton.

La marche sans canne est douloureuse.

Le point le plus important semble obtenu : ankylose solide en bonne position et avec peu de raccourcissement ; mais la marche est encore difficile, douloureuse même, et quelques mois seront encore nécessaires avant que la malade puisse s'appuyer franchement sur le membre atteint.

Observation II

Communication de M. le professeur Le Dentu au Congrès de chirurgie de Lyon (octobre 1894).

Coxalgie droite guérie. — Flexion excessive de la cuisse sur le bassin. — Ostéotomie cunéiforme. — Guérison.

Henriette E..., âgée de 15 ans, demeurant en Normandie, près Vernon (Eure), sans profession, est admise à l'hôpital Necker, salle Lenoir, n° 22, le 18 novembre 1893.

C'est à l'âge de 11 ans, il y a 4 ans, qu'elle a commencé à souffrir de la hanche. Deux ans après commença la déformation caractérisée par la flexion d'abord, puis par l'adduction et la rotation progressive du fémur en dedans.

Depuis huit mois, la petite malade ne peut marcher qu'avec des béquilles et les douleurs qu'elle ressent encore l'empêchent d'appuyer la jambe malade sur le sol ; mais le principal obstacle provient de la très défectueuse attitude du membre. Celui-ci n'a heureusement subi qu'un faible raccourcissement.

Il ne s'est pas produit d'abcès dans le cours de cette coxalgie. Les antécédents héréditaires manquent au point de vue de la tuberculose ; il n'y a à relever dans le passé qu'une rougeole, à l'âge de 4 ans, sans complications.

Etat actuel. — Santé générale bonne, pas d'anémie, bon appétit, bon teint et musculature assez développée. Epoques régulières. Poumons normaux, pas de ganglions tuméfiés nulle part.

L'examen de la malade debout et couchée donne les résultats suivants :

Lorsqu'on la voit debout et de face, la jambe droite croise la jambe gauche en adduction très prononcée. Le pli inguinal, très enfoncé à droite, est presque verticalement dirigé de haut en bas et de dehors en dedans, celui du côté gauche est presque horizontal. La ligne blanche est presque oblique en bas et à droite.

De profil, dans l'attitude que prend naturellement la malade, le membre est en flexion marquée sur le bassin. Le talon reste à 18 cent. au-dessus du sol, la pointe du pied à 12 cent. et demi. Le ventre regarde en bas et en avant par suite d'une lordose accentuée ; la ligne axillaire tombe à 12 cent. en avant du grand trochanter. La fesse, en apparence augmentée de volume, saillante en arrière, a perdu sa forme arrondie ; le relief anormal du grand trochanter en est cause. Nombreux plis de la peau au-dessus de la crête iliaque.

La lordose disparaît si la malade fléchit davantage la cuisse sur le bassin ; alors le talon se met de niveau avec le genou gauche. Il est alors à 48 cent. au-dessus du sol, et la pointe du pied à 33 cent.

Vue de dos la malade présente une scoliose à convexité dorso-lombaire gauche assez prononcée avec légère courbure de compensation verticale. La fesse du côté malade paraît aplatie, élargie, et la saillie déjà signalée du grand trochanter se montre plus visible encore. Couchée sur le dos, la malade ne peut pas étendre complètement sa jambe droite, même en exagérant sa courbure lombaire. Essaye-t-on de fléchir ou d'étendre le membre, les mouvements se transmettent en totalité au bassin. L'épine iliaque se perd en quelque sorte dans le pli de l'aine. Le grand trochanter, très saillant, déborde notablement en arrière la ligne qui unit verticalement l'ischion à l'épine iliaque en passant par le fond de la cavité cotyloïde.

En dedans du grand trochanter, au fond d'une dépression de la fesse, on sent le col du fémur, puis, en se dirigeant vers le sacrum, la saillie arrondie, lisse, formée sans doute par la tête ou ce qui en reste, enfin au-desous de cette saillie, au-dessous de la masse fessière, le relief de l'ischion. Les mouvements imprimés au membre ne se transmettent en rien à cette région ; l'ankylose est donc complète.

En résumé, la malade paraît atteinte de luxation ischiatique, conséquence de la coxalgie qui doit être guérie, malgré les sensations douloureuses qu'accuse la malade lorsqu'elle cherche à poser le pied sur le sol.

Dans un cas de déviation aussi prononcée, cas très complexe au point de vue des attitudes anormales, je me décide pour une opération sanglante, et le 6 décembre 1893 je pratique l'ostéotomie cunéiforme sous-trochantérienne.

Observation III

Jalaguier. *Revue orthop.*, 1892.

Luxation obturatrice suite de coxalgie. — Ankylose. — Correction de l'attitude vicieuse par ostéotomie trochantérienne.

Francine M..., 14 ans, fut admise à l'hôpital Trousseau, le 24 mars 1892 pour une ankylose de la hanche droite, consécutive à une ancienne coxalgie. A l'âge de 7 ans, quelque temps après une chute d'un lieu élevé, l'enfant avait commencé à souffrir : des abcès s'étaient formés au niveau du tibia et au niveau de la hanche et, après être restée un an à l'hôpital des Enfants-Malades, elle avait été envoyée à Berck où elle avait passé quatre ans. Depuis 2 ans qu'elle avait été rendue à sa famille, elle ne pouvait marcher que très difficilement et avec l'aide de béquilles.

A l'entrée de la malade, l'état est le suivant : la cuisse droite est enkylosée en flexion légère, abduction et rotation en dehors. Dans la station debout, le membre gauche étant dans l'extension, le pied droit, porté en avant du pied gauche, n'arrive à toucher le sol que par sa pointe ; pour que la plante puisse être posée à plat, il est indispensable que le genou gauche soit fléchi, et cela, malgré un abaissement très marqué de la moitié droite du bassin. Il en résulte que pour faire quelques pas sans ses béquilles, la jeune fille est forcée de se tenir à demi accroupie.

Du côté de la hanche, on voit que le pli inguinal est comme effacé, et, qu'au-dessous de son tiers interne, près du sillon génito-crural, il existe une tuméfaction vague ; on peut constater, d'autre part, que la fesse est aplatie ; que la fosse iliaque externe est affaissée, que la saillie du grand trochanter a disparu et que le pli fessier est considérablement abaissé. La palpation permet de s'assurer que la tête du fémur recouverte par le pectiné et les adducteurs, est située au-dessous de la branche horizontale du pubis dans le trou obturateur. D'autre part, le grand trochanter difficile à sentir est enfoncé dans la fesse et son bord postérieur est à un bon travers de doigt au-dessous d'une ligne unissant l'ischion à l'épine iliaque antéro-supérieure.

Par le toucher rectal, on ne perçoit aucune saillie au niveau du trou sous-pubien.

Il s'agit à n'en pas douter d'un déplacement de la tête du fémur dans la fosse obturatrice. L'ankylose paraît complète : on ne peut imprimer au fémur le plus petit mouvement sur le bassin.

Ajoutons que le bassin, dans son ensemble, a subi une triple déviation : la moitié droite est abaissée, en sorte que l'épine iliaque antéro-supérieure droite est à 8 centimètres plus bas que sa congénère du côté opposé ; en même temps, elle est sur un plan antérieur par suite d'un mouvement de rotation du bassin autour de son axe vertical, s'ajoutant à un mouvement autour de l'axe transversal.

Il en résulte une ensellure lombaire assez prononcée.

De plus, pour compenser l'inclinaison latérale du bassin, il s'est fait une scoliose lombaire à convexité droite.

Intervention. — M. Jalaguier se décide pour la résection, quitte à se rabattre sur l'ostéotomie si l'extraction de la tête fémorale est très difficile.

« Le 26 avril 1892, par une longue incision de 15 centimètres, partie de la grande échancrure sciatique et descendant sur la face externe du fémur, je mis à découvert la région cotyloïdienne et le grand trochanter. Après avoir écarté les muscles et les parties fibreuses, je pus constater que la cavité cotyloïde avait complètement disparu et que la tête du fémur solidement enclavée dans la fosse obturatrice, était pour ainsi dire inaccessible ; le grand trochanter était collé sur la région ischiatique, n'était séparé, en arrière, de l'ischion que par une gouttière à peine suffisante pour loger le nerf sciatique ; le col du fémur n'était abordable ni par sa face antérieure ni par sa face postérieure. Je n'eus plus alors à hésiter : l'ostéotomie s'imposait. Après avoir incisé les parties fibreuses et le périoste sur la face externe du grand trochanter, je ruginai soigneusement en avant et en arrière, puis, avec le ciseau de Mac-Evven, je coupai l'extrémité supérieure du fémur immédiatement au-dessous du col, au-dessus du petit trochanter. Le redressement fut facile après rupture manuelle des couches osseuses les plus internes. Comme la flexion ne se corrigeait pas absolument, j'enlevai avec le ciseau, sur le segment supérieur, une tranche conique d'un centimètre d'épaisseur à sa base située en arrière, transformant ainsi une ostéotomie linéaire en une ostéotomie cunéiforme. La juxtaposition fut parfaite et le redressement du membre ne laissa rien à désirer. Une suture au catgut fort, réunit alors le périoste et le tendon du grand fessier par dessus la section osseuse. Drainage, suture avec les crins de Florence. Pansement au salol.

« L'enfant reportée dans son lit fut couchée à plat sur une planche et soumise à l'extension continue.

« Les suites opératoires furent d'une bénignité remarquable. Le premier pansement fut fait le 14e jour pour l'ablation du drain et des points de suture ; la réunion était complète, sans la moindre suppuration.

« L'extension continue fut supprimée le 45e jour.

« L'enfant laissée libre dans son lit jusqu'au 60e jour commença alors à marcher avec des béquilles. A l'heure actuelle (trois mois après l'opération) elle marche très bien, quoique boitant légèrement, à cause du raccourcissement réel qui est assez considérable ; elle peut rester debout la plus grande partie de la journée, sans ressentir la moindre douleur ou fatigue.

Observation IV

(Communication du professeur Auguste Reverdin, de Genève, au Congrès français de chirurgie, 1886.)

Coxalgie double. — Double luxation spontanée, l'une dans la fosse iliaque, l'autre sur le trou obturateur.

Mlle C..., née de parents sains encore vivants, a eu dans sa famille, du côté maternel, deux oncles tuberculeux.

Quant à elle, quoique forte en apparence, elle fut souvent malade dans son enfance, principalement du côté du squelette, comme en témoignent des cicatrices nombreuses provenant d'abcès osseux.

Les fistules suites de ces abcès se sont peu à peu taries, sauf deux qui donnent encore au niveau de la partie supéro-externe de la cuisse droite.

La malade a été successivement atteinte dans ses deux articulations coxo-fémorales.

L'affection débuta par la hanche gauche ; la suppuration se fit jour par plusieurs points, et la tête fémorale expulsée de sa cavité, gagna la fosse iliaque externe où l'ankylose la fixa.

Dès lors le membre conserve les déviations classiques : flexion, rotation en dedans, adduction.

L'adduction fut-telle que lorsque la hanche droite suppurée à son tour, dut se luxer, elle ne put le faire dans la fosse iliaque. Le genou et la cuisse gauche forcèrent le membre droit à se diriger en dehors, ce qui porta la tête fémorale en dedans dans le voisinage du trou ovalaire.

C'est là que l'ankylose s'établit, et c'est ce qui explique les déviations considérables que nous allons examiner.

Leur description est malaisée, car les moyens de mensuration habituels sont d'une application très difficile.

La colonne vertébrale présente une ensellure considérable ; lorsque la malade est couchée, on passe facilement le poing entre le lit et la région lombaire.

La déviation latérale est moins forte ; elle n'intéresse guère que les dernières lombaires, de façon à former une légère courbure à convexité droite.

Le bassin, remonté du côté gauche, est en outre le siège d'une rotation sur lui-même, rotation qui amène son épine iliaque gauche en avant.

Le pli fessier est à gauche notablement plus élevé qu'à droite.

Le genou est fortement valgus.

La cuisse droite est dans l'abduction, la rotation en dehors et la flexion.

Tandis que le talon de ce côté repose sur le sol, la pointe du pied gauche en reste éloignée de plusieurs centimètres.

On conçoit comment, avec de pareils déplacements, la marche est devenue impossible ; la malade peut à peine se mouvoir à l'aide de béquilles. Elle se soulève par leur moyen, et lorsque les pieds sont ainsi un peu déchargés du poids du corps, elle fait exécuter à son bassin des mouvements qui portent alternativement en avant chacune des épines iliaques. Le centre de ce mouvement de rotation n'est pas limité à une vertèbre en particulier ; il a pour siège toute la colonne lombaire, mais principalement la partie inférieure. C'est, en somme, par une sorte de reptation transversale que la malade progresse.

S'il faut monter un escalier, elle se place de telle façon que la face antérieure de son corps regarde la barrière ; puis, se soulevant à l'aide de la main la plus basse, elle se tire avec celle placée au-dessus. Quant aux jambes, comme les genoux sont libres, elle peut, en les fléchissant, porter le pied au niveau de la marche à gravir. Cette manœuvre lui est plus facile lorsque la barrière est à droite, car alors c'est le côté gauche qui monte le premier, et comme c'est lui qui est le plus court, la marche de l'escalier compense à peu près la différence. Lorsque le pied gauche se trouve appuyé, le droit vient le rejoindre ; mais pour cela faut-il encore que le genou se fléchisse.

On comprend combien se mouvoir dans de telles conditions est chose pénible, pour ne pas dire impossible. Aussi la famille, qui venait simplement me demander quelle serait la meilleure chaussure à faire porter à la malade, fut-elle heureuse d'apprendre qu'une opération était possible et qu'elle avait toutes les chances d'améliorer sensiblement la situation.

Le 25 janvier 1883, je pratiquai l'ostéotomie sous-trochantérienne d'après le procédé de Volkmann et redressai, le plus aisément du monde, le membre gauche. La réunion se fit par première intention, sauf au niveau du drain ; en douze jours, tout était cicatrisé. Le 38e jour, la malade se lève ; la consolidation est parfaite ; elle apprend à marcher avec des béquilles et quitte la clinique dans le courant de mars. La température maxima a été 37°5 durant les trois premières semaines ; à ce moment, elle monte un soir à 38°0. Un gros abcès se développait dans la cuisse non opérée. Il s'ouvrit spontanément par une ancienne fistule. Les autres fistules de ce même membre droit se mirent à couler.

Rentrée chez ses parents, la malade se fortifie et fait de grands progrès pour la marche ; lorsqu'elle vient nous voir dans le courant d'avril, son état général est excellent ; la jambe opérée est dans la rectitude parfaite ; la plante du pied repose sur le sol ; la cambrure lombaire a beaucoup diminué. La malade ne se plaint guère que de son membre droit, qui la gêne par sa trop grande longueur et sa mauvaise direction. Les fistules donnent toujours de temps en temps.

La photographie faite à cette époque permet de constater la réalité des progrès. Reste toujours le membre droit, que j'hésite à attaquer, car je prévois la difficulté que j'aurais à atteindre la tête fémorale, si toutefois elle existe encore.

Le 5 février 1885, je me décide à tenter l'opération ; j'espère pouvoir retrouver la tête fémorale, la reséquer si elle est encore malade et ramener le fémur en face de la cavité cotyloïde que je creuserai au besoin.

La chose ne fut pas possible. Une fois l'incision des parties molles pratiquée à la partie externe de la cuisse, je dus abandonner mon projet, qui aurait fait courir de trop grands risques à la malade ; je me contentai de râcler énergiquement les points malades de l'os et d'aviver les trajets fistuleux.

Cette intervention fut utile ; actuellement, toute suppuration est tarie, sauf en un point cependant ; et, chose très satisfaisante, la malade, qui a grandi et grossi, marche sans canne et se trouve assez bien portante pour diriger le ménage.

Je signalerai, en terminant, le fait qu'après la seconde intervention je trouvai une quantité très notable d'albumine dans les urines. Cette albuminurie serait facilement passée inaperçue, vu qu'actuellement encore elle ne donne lieu à aucun symptôme inquiétant.

Observation V

Maisonneuve. *Revue médico-chirurgicale*, 1847, t. III, p. 40

Coxalgie, luxation dans la fosse ovale. — Section du col du fémur.

Un jeune homme, âgé de 19 ans, après avoir plongé, étant en sueur, dans l'eau d'une fontaine très froide, éprouva une douleur violente dans la hanche droite qui fut bientôt le siège d'une coxalgie. Au bout de quelques mois la suppuration s'empara de la jointure ; les ligaments furent détruits, la tête du fémur, sollicitée par la position vicieuse qu'avait adoptée le malade, sortit de sa cavité et se logea dans la fosse ovale. Le fémur s'ankylosa de telle manière que la cuisse était entièrement couchée sur l'abdomen. Le genou se trouvait à peu près au niveau de l'épaule droite. La jambe, fléchie sur la cuisse, ne s'étendait que très imparfaitement.

Le malade était guéri de sa coxalgie, mais entièrement privé de l'usage de son membre inférieur droit ; il était condamné à marcher avec deux béquilles et à porter constamment la jambe en l'air. Aussi malgré son jeune âge, fut-il envoyé comme incurable à l'hospice de Bicêtre où je le reçus dans mon service.

Touché de sa triste position et confiant dans les ressources de l'organisme et de son jeune âge, je lui proposai la section du col du fémur, qu'il accepta avec reconnaissance et que je pratiquai le 23 février 1847, en présence de plusieurs chirurgiens, et avec l'aide de nos honorables confrères Nélaton et Morel-Lavallée.

Le malade, préalablement soumis à l'éthérisation, fut couché sur le côté gauche, et maintenu dans cette position par les aides. Je fis alors au niveau du grand trochanter, et parallèlement à l'axe du membre, une incision de forme semi-elliptique, à concavité antérieure et de 20 centimètres de longueur. Cette incision me permit de mettre à découvert la face externe du grand trochanter et une petite portion du corps de l'os ; mais le col restait profondément caché, et le doigt ne pouvait l'explorer qu'avec peine. C'était cependant sur ce point de l'os que j'avais résolu d'exécuter la section. Pendant près de vingt minutes, je fis de longs efforts pour y parvenir en me servant de la gouge, du maillet, des cisailles de Liston, de la scie à crête de coq.

Voyant que je n'aboutissais pas, je revins à mon premier plan, celui de Rhéa-Barton et Kearney. Je fis la section de l'os entre les deux trochanters. Ce fut chose facile et prompte.

Après l'opération, le membre ne put pas être immédiatement ramené à sa position normale. Les muscles, les tissus fibreux et cellulaires qui s'étaient accommodés à la position vicieuse du membre, opposaient à l'allongement une résistance telle que je craignais un instant de voir le succès de l'opération compromis par cette circonstance accessoire. Le malade étant reporté dans son lit, je le fis placer sur le dos, le membre inférieur fortement fléchi et soutenu par un plan incliné très élevé. La plaie fut pansée à plat.

Pendant un mois, rien de particulier ; le membre fut graduellement ramené à la rectitude et la lésion fut conduite comme une fracture compliquée. Plusieurs fois il se présenta des esquilles que je dus extraire.

Le 20 avril, moins de deux mois après l'opération, le malade commença à se lever et à se promener dans la salle à l'aide de deux béquilles ; depuis ce moment la santé générale s'est raffermie, son membre raccourci de plus de 10 centimètres, a de la vigueur, les mouvements soumis à l'influence du nerf crural ont acquis une grande puissance, de sorte que malgré la paralysie du nerf sciatique qui, du reste, commence à diminuer, le malade peut se promener et marcher sans bâton, s'asseoir et monter les escaliers ; enfin il exécute avec son membre la plupart des mouvements que peut exécuter un membre sain.

Observation VI

par Burtz, de Berlin (*Gazette médicale de Paris*, 1836, p. 120.)

Coxarthrocace, au quatrième degré, avec destruction complète de la tête, et luxation du col du fémur sur le trou ovale.

Th. Laose, enfant naturel, âgé de 8 mois, en nourrice chez une pauvre femme, pâle, maigre, ne pouvant se coucher que sur le flanc droit, les deux cuisses légèrement fléchies, et portant sur la figure l'empreinte d'une profonde douleur, présentait à la cuisse droite, du double plus volumineuse que la gauche, une tuméfaction inégale au toucher, bosselée, sans altération de couleur à la peau, plus pâteuse du côté interne, offrant néanmoins une certaine résistance, à peu près comme le sac d'une hernie étranglée ; au côté externe la tumeur était plus élastique. En couchant l'enfant sur le dos, on voyait que la pointe du pied de la jambe malade, plus longue à peu près d'un demi-pouce que la jambe saine et placée dans la flexion et l'abduction moyenne, tournait sans cesse en dehors. L'extension complète était impossible, et la moindre tentative occasionnait des douleurs intolérables ; la fesse droite était augmentée de volume dans la direction du fémur ; la fente qui marque la séparation de la fesse et de la cuisse, déprimée vers le bas, était presque entièrement effacée. L'abdomen était tuméfié, tendu, indolore ; les selles rares mais naturelles ; le pouls à peine sensible ; soif, inappétence ; le malade n'accusait des douleurs que lorsqu'on le remuait.

On ne pouvait méconnaître ici une luxation du fémur, la première indication à suivre était de la réduire ; la réduction fut en effet faite avec succès, non pas qu'on eût senti la tête rentrer immédiatement dans la cavité, mais on vit aussitôt le fémur et le pied reprendre leur longueur et leur position normales, et l'enfant n'accusa plus aucune douleur, quelque fût le mouvement imprimé au membre malade.

La tumeur aussi diminua de volume, la peau se relâcha et forma à l'aine jusque près du ligament de Poupart un fort repli. On pouvait à travers les téguments ainsi relâchés, sentir distinctement le fémur, le trochanter et même une partie du col, situés dans leur position naturelle.

La nuit qui suivit l'opération fut bonne ; mais le lendemain et les deux jours suivants il se manifesta quelques légers symptômes de péritonite qui cédèrent aux sangsues et au calomel ; cette amélioration ne fut que passagère ; dans la nuit du troisième au quatrième jour, l'enfant succomba au milieu des convulsions.

Autopsie cadavérique faite trente-six heures après la mort. Tous les organes de la cavité péritonéale à l'état normal. Au côté droit de la colonne vertébrale, le péritoine présentait de la fluctuation ; en l'incisant on tomba dans une excavation contenant à peu près un litre de pus, large de deux pouces, et s'étendant le long du muscle psoas, jusqu'au rebord supérieur du rein ; les parois de cette cavité étaient tapissées par une fausse membrane formée par le tissu cellulaire environnant ; les vertèbres protégées pour ainsi dire par cette pseudo-membrane, se trouvaient dans un état d'intégrité parfaite. La cavité purulente se prolongeait en bas, en devant et en dehors, le long du tendon du psoas. Cependant, à l'endroit où le nerf crural apparaît sur le muscle iliaque interne, le pus avait creusé plus profondément et détruit son aponévrose, de telle sorte que les fibres, de même que les nerfs et les vaisseaux cruraux, entièrement dégarnis de tissu cellulaire, étaient comme disséqués. Cette même cavité se continuait avec des organes à travers l'anneau crural, dessous le fascia lata, entre et jusqu'à l'attache des adducteurs à la ligne âpre du fémur.

L'excavation tuberculeuse avait ici une telle étendue que tout le col du fémur, aussi loin qu'il se trouve hors du ligament capsulaire, de même que ce dernier organe, y flottait librement.

Le ligament capsulaire avait du côté du muscle obturateur externe, une ouverture de la grandeur d'un pouce, par laquelle la cavité purulente communiquait avec l'intérieur de l'articulation ; en imprimant au fémur un léger mouvement de flexion et d'abduction, on put faire glisser, avec une facilité extrême, l'extrémité du fémur hors de l'articulation, sur le trou ovale. L'auteur a dit l'extrémité, car la tête avait été entièrement détruite, sans qu'à la place on remarquât même le plus léger renflement ; au contraire, l'os de la cuisse présentait à cet endroit une surface rugueuse et comme cariée. La cavité cotyloïde était parfaitement saine et n'offrait plus de traces du ligament rond, si ce n'est quelques fibres dégénérées, en masses gélatineuses au fond de la cavité.

Observation VII

Portal. — Observation sur la nature et le traitement du rachitisme.

Luxation sur le trou ovale.

La cavité cotyloïde droite était presque effacée par le gonflement des glande synoviales, dures, plâtrées en quelques points et en suppuration en d'autres. L'articulation contenait du pus fétide et grisâtre dans lequel se trouvaient des matières concrètes, granuleuses et quelquefois blanchâtres ; la tête du fémur était hors de l'articulation ; elle était logée sur la partie interne et inférieure du trou ovale, en partie sur l'extrémité inférieure de la branche du pubis et sur l'extrémité supérieure de celle de l'os ischion, elle était gonflée et très ramollie, plutôt dans sa subtance osseuse que dans le cartilage qui la revêtait et qui était noyé en quelques points : le ligament rond existait et était très grêle, vers son milieu surtout. La substance osseuse de la cavité cotyloïde était aussi ramollie, principalement la partie de l'os iléon ou celle de sa partie supérieure.

Observation VIII

Roux. — *Gazette des Hôpitaux*, 1847, p. 118

Coxalgie. — Luxation dans l'échancrure sciatique

Valard, âgé de 15 ans, bijoutier, est entré dans le service de M. Roux le 26 janvier 1847, salle Sainte-Marthe, nº 30.

Bonne santé générale avant le mois de mai 1846. Depuis un mois le petit malade se livrait à une mauvaise habitude causée d'abord par des démangeaisons entretenues par la malpropreté. Il a continué jusqu'à l'époque où la maladie, déjà avancée, lui a inspiré des craintes sérieuses. Ses parents se sont toujours bien portés : pas de traces de scrofules antérieurement, ni de syphilis héréditaire, ni de rhumatisme.

Au commencement de mai, le malade sentit de très vives douleurs dans tout le membre inférieur gauche et dans la hanche. Cette dernière partie était la plus douloureuse ; il n'y avait cependant ni rougeur ni gonflement. Les douleurs suivaient le trajet des nerfs en arrière de la cuisse ; elles étaient vives, prenaient par accès plus ou moins fréquents. Dans la journée, celles de la hanche étaient aussi intermittentes. Elles furent regardées comme simplement névralgiques et traitées par les calmants et le repos. Le malade pouvait se lever et se soutenir sur les deux jambes, mais il était obligé de se servir d'une canne pour marcher. Les choses allèrent ainsi jusqu'au commencement de décembre, où ses parents le placèrent à l'Hôtel-Dieu. Il fut admis d'abord dans la salle Sainte-Marthe. Aucune lésion appréciable n'existait à la hanche ; le malade y resta pendant 15 jours ; M. Roux rapporta les douleurs à une sciatique et le fit passer en médecine dans le service de M. Martin-Solon. Quelque temps après, la sortie du fémur hors de la cavité s'opéra : luxation en arrière et en haut. Le membre malade était de plusieurs pouces plus court que celui du côté opposé : il pouvait encore s'étendre. Des cautères, un vésicatoire furent appliqués. Le malade revint dans la salle de chirurgie le 26 janvier ; il présentait l'état suivant, constaté pendant les premiers quinze jours qui ont suivi sa rentrée :

Amaigrissement très prononcé, souffrances continuelles. Depuis le commencement de la maladie, le petit malade a toussé habituellemeut ; il a expectoré quelquefois des crachats mélangés à un peu de sang. Rien encore à l'auscultation.

On observe un déplacement considérable de la tête du fémur que l'on sent près de l'échancrure sciatique. Pas de gonflement ni de changement de couleur des parties molles ; pas d'abcès ni d'orifices fistuleux ; la seule déformation qu'on trouve est produite par la tête du fémur et le grand trochanter déplacés. Ils tendent à descendre de plus en plus à mesure que la cuisse s'infléchit davantage sur l'abdomen ; la face antérieure finit par toucher l'épine iliaque supérieure. La jambe est elle-même fléchie sur la cuisse. Le malade sent très souvent dans le membre des douleurs vives qui suivent le trajet des nerfs, et parfois de l'engourdissement ; elles sont augmentées par la moindre tentative de redressement. Aucune des parties du reste n'est paralysée ; les mouvements partiels peu étendus de la jambe, ceux des orteils s'exécutent bien.

Il y a peu de rotation de la cuisse en dedans. Le malade est toujours couché sur le côté sain ; la cuisse droite aussi fléchie que celle qui est affectée pour pouvoir lui servir de soutien dans toute son étendue. Le malade est couché transversalement dans son lit dans un état général de flexion du tissu et des parties inférieures.

Cette position forcée le fatigue beaucoup, la position droite supportant à elle seule, depuis longtemps déjà, tout le poids du corps. Plaintes presque continuelles jour et nuit, amaigrissement, diarrhée fréquente. Fièvre habituelle.

Le 24 février, l'enfant est soumis deux fois, sans succès, aux inspirations d'éther ; il les exécute mal ; elles finissent par le faire pleurer et l'agiter.

M. Roux, après de longues réflexions, se décida à tenter quelque chose pour ce malade, chez lequel la réduction du déplacement eût été, sinon impossible, du moins trop douloureuse. Il conclut à la résection de la tête du fémur, qui faisait espérer de ramener le membre à la rectitude naturelle, et de calmer les douleurs causées et par la compression probable du nerf sciatique, et par la position fatigante que le malade était obligé de garder.

Examen de la pièce reséquée.

La partie enlevée comprend la tête tout entière et un peu plus du tiers du col. Le cartilage articulaire est décollé dans presque toute son étendue ; il reste de l'espace entre lui et la surface de l'os. Il est comme ratatiné, mince, peu consistant. La portion épiphysaire encore séparée du col par une interligne cartilagineuse est facilement pénétrable par l'instrument ; elle est jaunâtre, rugueuse, molle, plus raréfiée qu'à l'état normal. Une section selon l'axe de l'os offrit intérieurement le même aspect jaunâtre, spongieux, jusqu'à l'interligne cartilagineuse ; le reste du col était rouge, raréfié, évidemment enflammé, moins dense qu'à l'état normal. Il y avait une limite bien tranchée entre la coloration et les lésions des deux parties.

Le 1er mars le malade meurt.

Autopsie. — J'introduisis d'abord le doigt par la plaie pour reconnaître l'état de la cavité cotyloide. Elle était en partie conservée ; mais je sentis que le pourtour en était presque détruit.

Le fémur fut enlevé. Le périoste décollé dans toute sa longueur était très épaissi ; on y voyait des lignes de vaisseaux bien marquées et il existait entre lui et l'os une couche de pus verdâtre et fétide.

Le canal médullaire contenait de ce même pus dans toute sa longueur ; on l'en faisait sortir avec les détritus de la membrane médullaire. La surface externe du fémur présenta surtout des signes évidents d'ostéite ; petits canaux creusés dans l'os, ouvertures comme celles de la moelle de jonc, rugosités. La portion restante du col offrait des traces d'ostéite, comme celle enlevée avec la tête de l'os ; la lésion y était moins avancée que sur la diaphyse.

Différentes coupes n'en ont pas encore été faites.

La cavité cotyloïde était gravement attaquée. Tout le rebord cotyloïdien avait été détruit ; les restes en étaient rugueux, cariés. On trouvait en haut, au niveau de la branche horizontale du pubis, une échancrure assez large et profonde, intéressant une grande partie de l'épaisseur de cette branche. Le sourcil cotyloïdien avait disparu, surtout en bas et en arrière.

On ne voyait pas de traces de cavité accessoire pour recevoir la tête du fémur dans sa nouvelle position : elle avait du reste varié un peu durant le temps que nous avons observé le malade. Au fond de la cavité cotyloïde existait une masse fongueuse, brunâtre, remplaçant le coussinet graisseux normal. Pas de traces du ligament rond ni de sa capsule. La paroi profonde de la cavité était fort mince ; le cartilage jaunâtre, ramolli, qu'on pouvait facilement pénétrer avec le bistouri, ainsi que l'os, avait perdu de ses adhérences et disparu en quelques points.

Observation IX

(in *thèse* de Gibert, Paris, 1859).
Luxation dans l'échancrure sciatique.

C..., 9 ans, né à Troyes ; entré le 16 juin 1855.

Le père est concierge, habite une petite loge humide, obscure, nourriture saine, abondante.

Tous les autres membres de la famille se portent bien.

Etat actuel, 17 juin 1855. Cet enfant est très pâle ; muqueuses décolorées, sans aucun signe de cachexie scrofuleuse.

Le début de la maladie remonte à un an ; le père l'attribue à une chute faite sur de la neige glacée.

Quinze jours après cette chute, l'enfant est pris de douleurs très vives dans la hanche ; il s'alite et ne se relève plus.

L'enfant est couché dans le décubitus dorsal. Le membre abdominal droit est tellement porté dans l'adduction et la rotation en dedans qu'il cache complètement les parties génitales et que le genou droit repose sur le tiers moyen de la cuisse gauche. On peut difficilement écarter la cuisse de quelques centimètres ; assez cependant pour procéder à la mensuration qui donne 2 à 3 centimètres de raccourcissement absolu, en ayant soin de porter le membre sain dans une position parallèle au membre malade.

Forte saillie de la hanche droite. On sent facilement sous les téguments la tête du fémur luxée dans la fosse iliaque en arrière et en bas ; mais pour arriver ainsi sur le fémur, il faut déplacer une couche de liquide. En effet on constate un vaste abcès embrassant toute la hanche et tellement superficiel que le flot du liquide se voit aux mouvements du malade. Douleurs très vives dans la fesse à la pression et dans les mouvements. Le lendemain de son arrivée on ouvre le vaste foyer pour qu'il ne fuse pas plus loin sous les muscles ; il en sort une quantité considérable de pus liquide, contenant beaucoup de grumeaux. Etat général très mauvais ; fièvre hectique, diarrhée colliquative.

L'état général va en s'aggravant ; la suppuration a toujours été très abondante jusqu'à la mort qui a lieu le 2 septembre.

Autopsie. — La peau enlevée, on trouve les fessiers ulcérés au niveau du grand trochanter qui est ainsi tout à fait sous-cutané ; ils recouvrent la tête du fémur qui repose sur la partie postérieure du rebord de la cavité cotyloïde et atteint la partie supérieure de l'échancrure sciatique. Tous les muscles pelvi-trochantériens sont confondus les uns avec les autres et forment une calotte à la tête du fémur ; la face interne de cette poche est tapissée par une couche épaisse de pus concret en voie d'organisation. La tête du fémur est complètement dépouillée de cartilage ; elle est molle, friable, et se laisse pénétrer par le stylet avec une grande facilité ; il ne reste que quelques débris de la capsule, à la partie inférieure, qui vient du col fémoral à la cavité cotyloïde, à son échancrure inférieure. La cavité elle-même est complètement dépouillée de cartilage, perforée, et divisée en trois parties correspondant aux trois os de préformation. Le pus passe librement dans le petit bassin, où il a perforé la membrane ovalaire, et par là il passait dans la cuisse, aboutissant à un foyer qu'on n'avait pas soupçonné pendant la vie et qui avait disséqué une partie des adducteurs. Carie des os du bassin du côté droit ; l'ilium se laisse pénétrer de part en part par un stylet ; le pubis est carié également ainsi que la branche descendante de l'ischion.

Observation X

Thèse de Bazire, Paris, 1860.

Coxalgie. — Luxation ischtatique

Le 21 septembre 1855, M. Coote reséqua à l'hôpital Saint-Barthélemy, la tête du fémur chez un jeune garçon de 16 asn.

La coxalgie datait de 3 ans. Il y avait une luxation ischiatique, des douleurs atroces dues à la compression du nerf grand sciatique par le fémur déplacé, comme on le reconnut à l'opération. L'acétabulum était oblitéré. Le membre à cause de sa position vicieuse gênait les mouvements du membre sain. Cinq semaines après le malade était en pleine convalescence.

Observation XI

Coxo-tuberculose double. — Double luxation spontanée, l'une directement en bas, l'autre en bas et en arrière.

In *Coxo-tuberculose* de M. le professeur Lannelongue.

Nayder, garçon de quatorze ans et demi, est couché au lit nº 7 de la salle Denonvilliers.

Cet enfant qui est loin de porter son âge, raconte lui-même les débuts et la marche de son affection. Vers l'âge de six ans, il se mit à boiter du côté gauche, puis il souffrit de la hanche. Six mois après ce début, les mêmes phénomènes se sont montrés du côté droit.

Pendant un an au moins, il a marché sans béquilles ; au bout de ce temps, la flexion des cuisses augmentant, les béquilles sont devenues nécessaires ; enfin la marche a été tout à fait impossible. Aucun traitement n'a été fait.

L'enfant est dans un état d'effrayante maigreur ; il tousse d'ailleurs, et porte dans les poumons les signes d'altérations tuberculeuses avancées.

A. *Côté droit.* — La cuisse est fléchie sur le tronc au point que la face antérieure de la cuisse touche la paroi de l'abdomen. Sa direction sur le tronc est oblique en haut et à gauche et le genou vient se placer contre la face latérale gauche du thorax, un peu au-dessous du mamelon. La jambe est fléchie sur la cuisse, de telle manière que ces deux parties se touchent, et que le talon vient se placer immédiatement en dedans de l'ischion, où il s'est creusé une gouttière par l'habitude de la position. Le pied est légèrement porté en dedans ; il jouit de tous ses mouvements.

L'extension du genou est presque impossible ; en effet, le tibia est placé en arrière des condyles du fémur qui forment une saillie très prononcée. La rotule est dans la gouttière intercondylienne et un peu mobile.

Etat de la hanche. — La maigreur extrême laisse dessiner les saillies de la région. Au-dessous de l'épine illiaque antéro-supérieure, sur une ligne verticale, apparaît d'abord la saillie trochantérienne, considérable, arrondie ; au-dessous d'elle et un peu en arrière, la saillie de la tête fémorale est superficielle, et facile à reconnaître à sa forme arrondie. Au-dessous de cette saillie, existe une gouttière profonde qui sépare la tête fémorale du sommet de la tubérosité de l'ischion.

Ces quatre saillies : épine iliaque antéro-supérieure, grand trochanter, tête du fémur, ischion sont sur une même ligne verticale ; la tête fémorale seule déborde un peu en arrière, et si l'on mène la ligne Nélaton-Roser, cette ligne passe immédiatement en arrière du grand trochanter et coupe la tête du fémur en deux parties inégales dont l'antérieure est beaucoup plus considérable que la postérieure ; c'est donc bien une luxation en bas et un peu en arrière.

B. *Côté gauche*. — Même maigreur de la hanche. Les saillies font le même relief ; l'attitude du membre inférieur gauche se rapproche de celle de l'autre membre, avec la différence suivante qui est d'ailleurs imposée par l'attitude des membres. En effet, le membre inférieur gauche est dans la flexion, mais il ne peut toucher le tronc parce que le membre droit l'en éloigne ; aussi est-il moins fléchi, mais la flexion de la jambe est aussi grande et le talon vient aussi toucher l'ischion. Non seulement les deux cuisses sont en avant l'une de l'autre, mais elles se croisent encore obliquement : l'une, la droite, se dirigeant vers la partie latérale gauche du thorax ; l'autre, la gauche, vers la partie latérale droite.

Par suite de l'attitude de la cuisse, la tête du fémur est moins directement en bas que du côté droit ; elle est plus en arrière et fait une saillie moins nette sous la peau.

L'extrémité la plus élevée du grand trochanter est à un centimètre en arrière de la ligne Nélaton-Roser, et la tête à un pouce au moins en arrière de cette ligne. De plus, cette dernière n'est séparée du bord postérieur de l'ischion que par une petite gouttière ; elle est donc considérablement descendue. D'ailleurs, la mensuration de l'épine iliaque au sommet du grand trochanter nous donne 10 centimètres et seulement 7 centimètres du grand trochanter à l'ischion.

Outre cette attitude et ces déformations, nous trouvons des altérations au niveau des deux hanches. A droite, au niveau du grand trochanter, la peau est amincie, luisante, violacée, ulcérée ; au-dessous du grand trochanter existe un trajet fistuleux qui descend un peu sur la partie postérieure de la cuisse. Du côté gauche, la région du grand trochanter est le siège d'une sorte de bourrelet rouge, fongueux, épais, au centre duquel le grand trochanter apparaît presque à nu.

L'état d'émaciation du sujet, ses altérations pulmonaires avancées, l'énorme volume de son foie, interdisent toute intervention chirurgicale.

Observation XII

Ducros (jeune), in *Gaz. des hôpitaux*, 1835, p. 311.

Luxation spontanée de la tête du fémur du côté gauche. sur la branche horizontale du pubis

Antoinette M..., âgée de 27 ans, renfermée dans l'établissement de Repenties, offrait depuis trois mois, un raccourcissement considérable de la jambe gauche. Son tempérament essentiellement lymphatique et une violente gonalgie indiquaient assez qu'elle était en proie à l'inflammation de l'articulation coxo-fémorale.

Antoinette s'ennuie de rester dans le lit ; un jour elle se lève et se met à marcher ; mais en descendant les degrés d'un escalier, elle tombe sur la hanche du côté malade.

On m'appelle : je me rends tout de suite dans l'établissement et la malade présente à mon examen les symptômes suivants :

Gonalgie très prononcée ; raccourcissement du membre plus marqué qu'avant la chute, présence de la tête du fémur à la branche horizontale du pubis, déjettement du pied en dehors.

J'appliquai le lendemain, le 3 avril 1835, l'appareil de Brunet, modifié par Roché.

Observation XIII

Stanley, in *thèse* de Bazire.

Coxalgie. — Luxation sur la branche horizontale du pubis.

Un malade de Stanley, âgé de 13 ans, était affecté d'une coxalgie. Il y avait luxation en avant sur la branche horizontale du pubis et la tête du fémur était située entre l'épine iliaque antérieure et inférieure et les vaisseaux fémoraux.

Résection de la tête qui fut facilement enlevée, l'acétabulum était rempli par une substance molle.

Après l'opération, suppuration profuse, perte graduelle de forces.

Mort de phtisie quelques semaines après.

Observation XIV

Kœnig, in Forgue et Maubrac.

Luxation supra-cotyloïdienne.

Fille de 10 ans. Trois mois après le début de la coxalgie apparaissaient les signes d'une luxation sur la partie supérieure du sourcil cotyloïdien (rotation en dehors — on sent la tête en avant). Douleurs vives. Résection.

La tête peu altérée se trouve sur le segment supérieur du rebord articulaire ; la cavité est remplie de végétations, et à sa partie supérieure et antérieure, on trouve trois foyers avec un séquestre, qui ont produit un agrandissement de la cavité cotyloïde.

Observation XV

Communication de M. le professeur Eug. Bœckel (de Strasbourg), Congrès français de chirurgie, 1885.

Coxalgie. — Luxation sus-pubienne pathologique. — Résection.

W...Emilie de Strasbourg, âgée de 10 ans.

Coxalgie droite depuis 3 ans, traitée d'abord par les appareils inamovibles, puis abcès, fistules, raccourcissement apparent de 13 centimètres par suite de luxation sus-pubienne patholo gique.

Résection à l'hôpital le 9 octobre 1868. Section du fémur au-dessous du grand trochanter ; la tête est détruite, la cavité cotyloïde cariée. Appareil inamovible pénétré.

En février 1869, un abcès intra-pelvien s'ouvre au-dessous du ligament de Fallope.

Au mois de mai, l'enfant est en bonne voie de guérison, à la campagne.

Méningite probablement tuberculeuse. Mort en 2 jours..

Observation XVI

in Lannelongue. *Coxo-tuberculose*, p. 211.

Pénétration de la tête fémorale dans le bassin. — Luxation pelvienne. — Abcès symptomatique.

Fille de 13 ans. La maladie remonte à l'âge de onze ans.

La mort a été produite par la phtisie pulmonaire avec phlegmatia alba dolens.

Autopsie. — Hanche.

Abcès périasticulaire en avant de la gaîne du psoas, remontant vers la fosse iliaque, avec induration des tissus autour de la hanche.

L'articulation montre une capsule épaisse, très fongueuse, et ulcérée en plusieurs points ; après l'avoir ouverte, on constate que la tête est en partie décollée De plus, elle a subi une singulière déformation : elle s'effile en bec de corbin pour pénétrer dans le bassin à travers une perforation du fond de la cavité cotyloïde. Dans le grand trochanter, il y a une raréfaction extrême ; le tissu spongieux présente des cavités remplies d'une moelle jaunâtre. De même, le corps du fémur qui lui fait suite offre un tissu compact, aminci, qui n'a pas plus d'un millimètre d'épaisseur sur toute sa longueur.

Tout le corps du fémur est rempli d'une moelle abondante, de même couleur que plus haut. Cependant, de loin en loin, on aperçoit des places décolorées, franchement jaunâtres, et à côté de ces taches se trouvent de petits points opalins, les uns jaunâtres, les autres plus transparents : ce sont des amas de granulations.

Enfin, à l'extrémité inférieure du fémur, le tissu spongieux est très raréfié, rempli d'une moelle lie de vin, au milieu de laquelle on trouve de temps en temps quelques petits points jaunes. Plus bas, dans l'épiphyse proprement dite, on rencontre une tache jaunâtre d'un centimètre environ, et sur chacun de ses côtés les aréoles contiennent de petites granulations disséminées.

Le tissu osseux est raréfié.

La cavité cotyloïde présente une vaste perforation comprenant tout le fond du cotyle. Les bords en sont amincis, et le tissu osseux voisin est en partie dénudé et en partie recouvert de plaques fongueuses. La tête s'engage dans cette perforation et proémine dans le petit bassin où elle soulève les parties molles. Les tissus refoulés par la tête sont convertis en fongosités et on trouve au milieu d'elles quelques petites esquilles libres provenant du fond du cotyle. Il n'existe pas d'abcès pelvien proprement dit.

Par suite de la pénétration de la tête, le membre est placé dans l'adduction et dans la rotation en dedans.

Le grand trochanter est très saillant en avant ; la rotation en dedans, en un mot, est relativement beaucoup plus frappante que l'adduction.

CONCLUSIONS

1° Les luxations spontanées dans la coxalgie se produisent dans une articulation dont les diverses parties sont plus ou moins profondément altérées ; dans la très grande majorité des cas, il existe des déformations osseuses, soit du côté de la tête du fémur, soit du côté du cotyle, soit des deux à la fois ;

2° La variété iliaque est la plus fréquente ; mais on a observé comme luxations spontanées, les mêmes variétés que dans les luxations traumatiques ;

3° Le sens dans lequel se fait le déplacement est déterminé par la localisation des lésions osseuses ;

4° L'attitude vicieuse prise par le membre joue un rôle prépondérant dans la production et la localisation de ces lésions ;

5° Les luxations spontanées dans la coxalgie présentent les mêmes signes objectifs que les luxations traumatiques suivant les variétés ;

6° Elles restent plus longtemps réductibles que les

luxations traumatiques, mais sont plus difficiles à maintenir réduites ;

7° Ces luxations seront réduites cemme les luxations traumatiques, lorsque la réduction est possible par les manœuvres de douceur ;

8° Lorsque la luxation est irréductible et l'ankylose solide, l'ostéotomie sous-trochantérienne (oblique, transversale, cunéiforme) est le procédé de choix ;

9° Le seul résultat qu'on puisse espérer et qu'on doive chercher à obtenir, c'est une ankylose solide, en bonne position, avec le minimum de raccourcissement possible.

INDEX BIBLIOGRAPHIQUE

Bazire. — *Thèse*, Paris, 1860.

E.-Blasius. — Trois observations de luxations spontanées supra-cotyloïdiennes. *Arch. fur Klini. Chir.*, 1870-71, t. xii.

R. Blasius. — Luxation du fémur supra-cotyloïdienne traumatique et spontanée. *Diss. inaug.*, Halle, 1869,

Bonnet. — *Traité des maladies des articulations.*

Boyer. — *Traité des maladies chirurgicales.*

Calot. — Traitement des luxations spontanées du fémur dans la coxalgie. Cong. franç. de chirurgie. Procès-verbal, 1892.

— Traitement des luxations pathologiques de la hanche. *Gazette des hôpitaux*, 1895.

Desault. — *Mémoire sur les luxations consécutives du fémur*. Œuvres publiées par Bichat, 1798.

Dhourdin. — De la coxalgie cotyloïdienne. *Thèse*, Paris, 1884.

Duplay. — Luxation spontanée de la hanche. *Presse médicale*, 1898.

Duplay et Reclus. — *Traité de chirurgie.*

Duplay et Cazin. — Recherches expérimentales sur la nature et la pathogénie des atrophies consécutives aux lésions articulaires. *Archives générales de médecine*, Paris, 1891.

Forgue et Maubrac. — Des luxations pathologiques. Leur pathogénie. Paris, 1886.

Gibert. — De la coxalgie chez les enfants. *Thèse*, Paris, 1859.

Hartmann. — Luxation spontanée de la hanche au cours d'une coxite aiguë. *Revue d'orthopédie*, 1894.

Kirmisson. — Des luxations soudaines au cours de la coxalgie. *Revue d'orthopédie*. Paris, 1899.

Kummer. — La luxation coxo-fémorale dite spontanée. *Revue de chirurgie*, 1898.

Labbé. — De la coxalgie. *Thèse* de concours, 1863.

Lannelongue. — Leçons sur la coxo-tuberculose, 1886.

— Luxation pathologique de la hanche. *Bull. et mém. de la Société de chirurgie*, Paris, 1887.

Le Dentu. — Congrès de chirurgie de Lyon, 1894.

Le Dentu. — *Revue d'orthopédie*, 1895.

Le Dentu et Delbet. — *Traité de chirurgie*.

Lesauvage (de Caen). — Mémoire théorique sur la luxation dite spontanée, ou consécutive, et en particulier celle du fémur. *Archives méd.*, t. ix.

Maisonneuve. — De la coxalgie, *Thèse* de concours agrég., Paris, 1844.

Martin et Collineau. — De la coxalgie, 1865.

Moussous. — Contribution à l'étude de l'atrophie musculaire succédant aux lésions articulaires. *Thèse*, Bordeaux, 1885.

Ollier. — *Traité des résections*, t. iii.

— *De la coxalgie*. Congrès franç. de chirurgie, 1885. Procès-verbal, 1886.

Parise. — Recherches sur le mécanisme de la luxation spontanée du fémur. *Arch. médecine*, 1842.

J.-L. Petit. — *Mém. de l'Académie des sciences*, 1722.

Reverdin. — Congrès français de chirurgie, 1885. Procès-verbal, 1886.

Sabattier. — Sur les luxations consécutives du fémur. *Mém. méd. et chir.*, Paris 1774.

Saint-Agnès. — Contribution à l'étude de la luxation dans la coxalgie. Thèse, Paris, 1885.

Valtat. — Atrophie musculaire. *Thèse*, Paris, 1877.

Verneuil. — *Revue de chirurgie*, 1883.

Vincent. — De la luxation spontanée dans la coxalgie, 1871.

Walich. — Des troubles musculaires consécutifs aux arthrites. *Gaz. des hôpitaux*, 1888.

IMPRIMERIE F. DEVERDUN, BUZANÇAIS (INDRE).

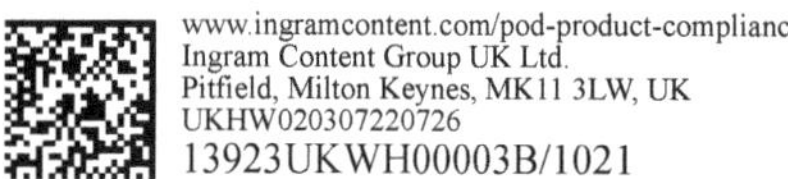

www.ingramcontent.com/pod-product-compliance
Ingram Content Group UK Ltd.
Pitfield, Milton Keynes, MK11 3LW, UK
UKHW020307220726
13923UKWH00003B/1021

9 782019 285326